中医传薪录

华夏中医拾珍

第三辑

孙洪彪 王家祥 樊正阳 ◎ 主编

中国科学技术出版社
·北京·

图书在版编目（CIP）数据

中医传薪录：华夏中医拾珍. 第三辑 / 孙洪彪, 王家祥, 樊正阳主编. — 北京：中国科学技术出版社, 2017.3（2019.4重印）

ISBN 978-7-5046-7326-8

Ⅰ.①中… Ⅱ.①孙… ②王… ③樊… Ⅲ.①中医临床 – 经验 – 中国 – 现代 Ⅳ.①R249.7

中国版本图书馆CIP数据核字（2017）第007132号

策划编辑	焦健姿
责任编辑	焦健姿　王久红
装帧设计	长天印艺
责任校对	龚利霞
责任印制	李晓霖

出　　版	中国科学技术出版社
发　　行	中国科学技术出版社发行部
地　　址	北京市海淀区中关村南大街16号
邮　　编	100081
发行电话	010-62173865
传　　真	010-62173081
网　　址	http://www.cspbooks.com.cn

开　　本	710mm×1000mm　1/16
字　　数	190千字
印　　张	14.5
版　　次	2017年3月第1版
印　　次	2019年4月第2次印刷
印　　刷	北京威远印刷有限公司
书　　号	ISBN 978-7-5046-7326-8 / R · 1999
定　　价	29.50元

（凡购买本社图书，如有缺页、倒页、脱页者，本社发行部负责调换）

传 中 医 经 典　　承 岐 黄 之 术

《中医传薪录——华夏中医拾珍》第三辑

编著者名单

主　编　孙洪彪　王家祥　樊正阳

编　者　（以姓氏笔画为序）

马腾飞　王　军　王　景　刘　娟

许朝进　李荣伟　张少雷　张淑慧

胡天静　郭　全　董兴辉

内容提要

本书是《中医传薪录》论坛丛书的第三辑，延续了前两辑原创、实用的创作风格，收录了数十位中医师的家传绝学及临床经验，其中不乏真知灼见。全书从医话、医案、方药、针推四大板块，多层次、多角度地对大家学习中医药的困惑、实用有效的治疗方法做了通俗细致的讲解，内容科学、实用，原创性强，真实朴素，具有较强的指导性。本书是一本值得推荐的中医临床佳作，适合广大中医从业人员、中医爱好者阅读参考。

前　言

　　斗转星移，岁月无声。

　　2008年，除了北京的奥运会，天下究竟还发生过哪些大事呢？记忆中已然模糊不清，但是在这一年的四五月间，有四位深爱中医的人一时"冲动"，却真实地促成了岐黄中医论坛（现在的百草居）的诞生。论坛初期的艰辛，非亲历者是难以体会的，即便现在想起，当时的心酸、无助、困惑仿佛还能触及。时光流转，看着现在已经成为访问量第一的纯中医论坛——百草居，我们四位至今还未谋面的人，感悟更多的也许是一种庆幸，庆幸我们坚持着走过来了。能义无反顾地坚持做一件在当时还看不清前景的事情，是需要强大的信念支撑的，那就是当时伟峻提出的一个口号，也就是后来论坛的宗旨：传中医薪火，济天下苍生。回顾这些时，头脑中竟然跳出"伟大"一词，如此自恋的两个字，令我哑然失笑。一路走来，论坛是不可能只靠个人生存到现在的！如果说最初是我们四个人共同播下了一粒种子，那么这粒种子能够逐渐成长为大树，却是倾注了太多同样执着热爱中医的同道们的辛勤汗水。在这里，我对所有默默支持百草居论坛的同道们表达最真诚的敬意：谢谢你们！

　　2010年2月，论坛第一套丛书正式出版，这是论坛发展中的一件大事，也是论坛发展的一个里程碑。丛书的出版，让更多中医从业者和中医爱好者认识了百草居，使其作为中医交流平台的作用得以进一步发挥，各种观点的碰撞，各种临证心得的分享，让一大批更加接近基层临床实际的文章不断在论坛发表。伴随着这种发展，在中国科学技术出版社各位编辑的大力帮助下，《中医传薪录》系列丛书开始出版。基层中

前言

医的临床心得不断问世，为更多喜爱中医的人提供了很实用的读本，也为诸多学验俱丰的中医同仁提供了一个展示各自临证心得和体悟的机会。可以预见，在这种趋势下，这么多优秀的个人著作的传播，必将促进基层中医和中医爱好者间的交流，并将不断提升普通民众对中医的认知，中医同道的经验交流与传承，也必将逐步实现造福苍生的目的。

随着论坛的不断壮大，优秀文章不断积累，个人专著陆续出版的同时，我们也注意到一些问题。个人专著，要有非常充实的内容，并成为一个完整体系，文章达到一定数量后才能汇集成书。论坛中存在着大量的优秀文章，虽然有很高的学习、参考价值，但数量很少，独立成书非常困难。为避免这种遗珠之憾，自2012年年底，论坛管理组内部开始筹划出版合集，就是把这些散在的论坛文章进行采集分类，集合成册，做成系列出版。

初稿提交出版社后，在近几年的时间里，编辑老师们做了大量工作，从文章的甄选、材料的核实，到词句的斟酌、逐字校订，其难度和强度之大可想而知。清样中列出的一些修改指导意见是非常有价值的，不仅大幅提升了本书的质量，也是我们以后在论坛上发表个人观点和编撰论坛丛书时需要注意的重要原则。现列举如下。

1. 丛书系多人合著，兼收不少网络文章。虽经编辑老师们做了大量加工修改工作，以及我们反复校对，仍可能存在一定的疏漏，敬请读者指正。

2. 关于文章主题观点方面，编辑老师的意见也是非常中肯的，值得我们认真思考。看待西医方面，现在两种医学体系并存，互相影响与渗透是不可能避免的，作者要注意避免一些不良风气及门户之见，客观、科学、开放地阐述自己的医学观点。对目前中医政策及教育制度等，观点不要过于偏激，作为学术出版物，作者的学术观点应该客观、准确，避免掺杂过多的个人情绪和对国家政策的质疑。试想，如果没有国家政策对中医药的大力支持，仅凭民间的个人行为，中医药根本不可能与现代医学抗衡。近代中医艰苦的发展历程已然说明了这一点。

在论坛中我们鼓励观点的百家争鸣，只要不违反国家的法律、法规，我们提倡百家争鸣，言论自由。但作为正式出版物，其影响面甚广，读者层次也存在很大差异，为避免对读者造成误导，对于一些观点过于偏激的文章，编辑老师们做了删减。这也提醒了各位作者，并且我们在以后的文章采集工作中也要时刻注意。

3. 诸多民间偏方、秘方的疗效，受到作者认识范围的局限，有些难免出现夸大的现象。一些过于绝对、肯定的语气和内容过于单薄的部分已经做了修正，但读者在阅读时还要注意甄别。学术用语也要逐步规范化，文章中引述古籍时一定要查证准确，标注清晰。

4. 不可否认，中医存在很多优势，也正是这些不可取代的优势，才让中医不断发展前进。结合现代发展，我们要对中医优势病种有新的认识。一味地抛弃西医之长，也是不明智的，如急性、化脓性阑尾炎继续单一用汤药治疗，简单的外伤出血还用初生老鼠拍死加生石灰捣碎晒干应用，或用生蟾蜍打死灌生石灰晾干应用来制作止血药等。中医是关乎人命的科学，需要与时俱进的包容精神。

正如建立论坛之初，《中医传薪录：华夏中医拾珍（第一辑）》虽然出版了，但其中依然存在一些缺憾与不足，就像一个初生的婴儿，还需要更多喜爱中医、支持中医的朋友们继续大力支持与培养。再次向丛书文章的各位作者、出版社的编辑老师们，以及支持、参与此项工作的同道，表示衷心感谢。希冀本系列丛书，慢慢长大，逐渐完善，为推动中医事业的发展贡献力量。

华夏中医论坛 白术

丙申年初夏写于柳城

目录

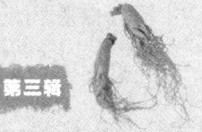

中医传薪录——华夏中医拾珍 第三辑

医话篇 · 医案篇 · 方药篇 · 针推篇

第1讲 医话篇

> 医话乃临证随笔，是中医特有的文章，如医案一样，亦可作为医者行医的真实记录而说教言传，是广博学识必须多读的一类文章。写法或严谨，言辞或随意，体裁或议论，文字或记叙，有理论的深刻探讨，有临证的自我感悟，文字流露从乎心中，读如面谈亲授，焉不细心阅之？

夜读《黄帝内经》…………………………………（李盼广）011

　生命的大道——法于阴阳 ………………………………… 002

　生命的根本——天真之精气 ……………………………… 003

　中医的核心——阴阳并重 ………………………………… 005

　上工的境界——观于冥冥 ………………………………… 008

一脉知生死，三部候阴阳 …………………………（吴作智）015

　人无胃气则死 ……………………………………………… 012

　若浆粥入胃，泄注止，则虚者活 ………………………… 014

中医的不传之秘在于"量" …………………………（李荣伟）016

脉诊评说 ……………………………………………（金　栋）033

"参伍不调名曰涩"新识 ……………………………………… 017

寸口分候脏腑的理论依据实源于《易经》 ………………… 020

论人迎与寸口对比诊脉法的合理性 ………………………… 022

益气行滞法 ……………………………………………（薛东庆）034

案一 ……………………………………………………… 034

案二 ……………………………………………………… 035

《医方拾遗》续篇十则 ………………………………（田丰辉）055

活血化瘀法在疼痛疾病中的运用 …………………………… 036

解表剂的煎煮法 ……………………………………………… 040

经方时方治咳嗽，妙在加减 ………………………………… 041

经方运用，再续半夏泻心汤 ………………………………… 042

一种别样的郁证 ……………………………………………… 044

中医不是调理，而是治疗疾病 ……………………………… 046

金实不鸣之失音 ……………………………………………… 048

遇产后五积证，再读《幼幼集成》 ………………………… 049

真人活命饮加减治疗乳癖 …………………………………… 051

中医药在病房的运用 ………………………………………… 052

057　第2讲　医案篇

病案，顾名思义乃医者诊疗的记录，写法常严谨有序，文字多确切精练，理法方药贯穿一体。这里多是些常见病的诊治记录，读者可以效法，亦可从中借鉴治病的思路。每案如同美味小菜一碟，汇总即是一桌大餐盛宴，仔细品味，必有所得焉！

肝硬化验案 …………………………………………………（王　军）058

目 录

脑中风案 ··· （樊正阳）059

平凡中医柴胡剂验案 ··· （李盼广）068

 案一 ·· 060

 案二 ·· 062

 案三 ·· 063

 案四 ·· 065

 案五 ·· 066

 案六 ·· 067

早泄案 ··· （刘 平）072

 案一 ·· 069

 案二 ·· 070

前列腺痛症 ··· （刘 平）074

 案一 ·· 073

 案二 ·· 074

遗精案 ··· （刘 平）080

 案一 ·· 075

 案二 ·· 075

 案三 ·· 078

 案四 ·· 079

不孕不育症 ··· （刘 平）082

 案一 ·· 081

 案二 ·· 081

急性腹泻 ··· （蓝衣居士）086

 案一 ·· 083

 案二 ·· 085

外感案 ……………………………………………（吴建华）087

腹胀案 ……………………………………………（吴建华）090

心悸案 ……………………………………………（吴建华）092

左下肢静脉血栓案 ………………………………（吴建华）094

带状疱疹案 ………………………………………（吴建华）096

泄泻案 ……………………………………………（吴建华）098

黄褐斑案 …………………………………………（吴建华）100

久痢案 ……………………………………………（吴建华）101

呃逆案 ……………………………………………（吴建华）102

不宁腿综合征案 …………………………………（吴建华）104

眩晕案 ……………………………………………（吴建华）106

肺癌案 ……………………………………………（吴建华）108

失音案 ……………………………………………（吴建华）111

  案一 ……………………………………………………109

  案二 ……………………………………………………110

咳嗽案 ……………………………………………（吴建华）113

肾血肿案 …………………………………………（吴建华）115

头痛案 ……………………………………………（吴建华）117

胃石症 ……………………………………………（吴建华）119

三叉神经痛案 ……………………………………（吴建华）123

眩晕案 ……………………………………………（吴建华）125

发热案 ……………………………………………（吴建华）127

复发性口疮案 ……………………………………（吴建华）129

咳则遗尿案 ………………………………………（吴建华）131

自发性气胸案 ……………………………………（吴建华）133

头痛案	（吴建华）134
痛经案	（吴建华）136
经期感冒案	（吴松涛）138
眩晕案	（吴松涛）140
瞤目案	（吴松涛）141
厌食案	（吴松涛）143
嗜睡案	（吴松涛）145
足跟痛案	（罗碧贵）147
"鸡爪风"案	（罗碧贵）149
声带息肉案	（罗碧贵）151
石淋案	（吴生雄）153

155　第3讲　方药篇

> 方者一定之法，法者不定之方，药物都有各自的治疗作用，是方最基本的单元，故理论无论多美多善，落实到治病愈疾，还得由方与药来完成，故一个好方是体现疗效的基础。方有经方、时方，单方、验方，能治病都是好方。

脓疱疮经验方	（杨　华）156
刘帮来方药心得	（刘帮来）179
生死关头谈四逆汤	157
守柴胡加龙骨牡蛎汤一方，治愈一患两大难症	159
浅谈小青龙汤加减五方	160
白毛夏枯草	163
十枣汤的临床运用	164

经方治疗肺结核大咯血·························166

　　特效头痛外治方·····························169

　　八正散加减治疗癃闭·························169

　　麦门冬汤治闭经·····························170

　　亲身体验大青龙汤···························172

　　五倍子的又一神奇功效·······················172

　　真武汤治迎风流泪···························173

　　桂枝去芍加蜀漆龙骨牡蛎救逆汤治验···········174

　　治疥方·····································175

　　封髓丹治验·································176

　　四逆汤治疗胃出血···························177

　　吴茱萸汤合小柴胡汤验案·····················178

用药小记·····························（李　华）181

　　三百克牡蛎·································180

　　一味油桂···································181

眼睛痒小验方·························（郭永来）182

方药随笔二则·························（江海涛）186

　　玉米须·····································183

　　达原饮·····································184

187　第4讲　针推篇

> 针灸与推拿合称为针推，是不用药物治病的手段，含刺法、灸法、理伤、正骨等，可效速而逮方药之不及，有方药不可替代的优势，亦可辅助方药而产生疗效，故一个好的临床中医，也当在此多下功夫，以提高临床诊疗水平。此篇所辑录的也是论坛优秀文章，读者也当仔细阅读研究。

急性腰扭伤治疗实践 ···（周锡良）191

　　组合治疗 ··· 188

　　老实针法好 ··· 188

　　对于"腰痛穴"的变通 ··· 189

　　案例举选 ··· 189

　　背腰式要点 ··· 190

　　惧针者按摩最佳 ·· 190

　　两次治疗不愈考虑脏腑重症 ·· 191

小议四花上穴与足三里 ···（2296）193

小案四则 ···（王家祥）195

　　案一：左胁痛 ·· 194

　　案二：右胁痛 ·· 194

　　案三：头痛 ··· 195

　　案四：肩痛 ··· 195

循筋拨点疗法在伤科临床上的运用 ·····························（王家祥）207

　　筋是人体运行真原之气的管道 ·· 197

　　循筋拨点疗法 ·· 198

　　筋的循行线路 ·· 199

循筋拨点疗法中的常用筋结点 …………………………………… 202

　　循筋拨点疗法在伤科临床中的运用 ……………………………… 204

皮内针治疗咽部不适之我见 ………………………………（胡天静）210

　　笔者选择患者的标准 ……………………………………………… 208

　　具体的操作方法 …………………………………………………… 209

　　使用技巧 …………………………………………………………… 209

　　疗效评价 …………………………………………………………… 209

　　操作细节 …………………………………………………………… 210

临证随笔五则 ………………………………………………（彭文灿）214

　　一针止头痛 ………………………………………………………… 211

　　咳喘穴 ……………………………………………………………… 211

　　顽固的错位 ………………………………………………………… 212

　　腹部按摩须注意方向 ……………………………………………… 213

　　腰椎后突 …………………………………………………………… 213

"鸳鸯剑"针刺法 …………………………………………（毛振玉）218

第1讲　医话篇

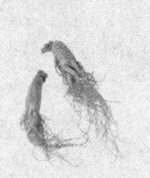

医话乃临证随笔，是中医特有的文章，如医案一样，亦可作为医者行医的真实记录而说教言传，是广博学识必须多读的一类文章。写法或严谨，言辞或随意，体裁或议论，文字或记叙，有理论的深刻探讨，有临证的自我感悟，文字流露从乎心中，读如面谈亲授，焉不细心阅之？

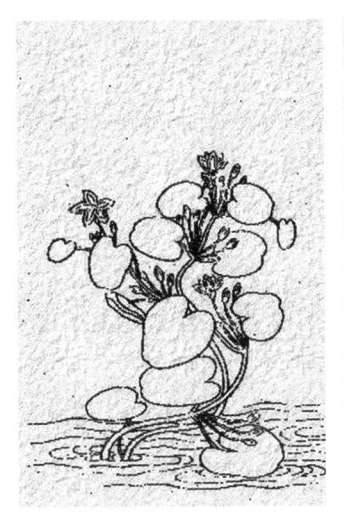

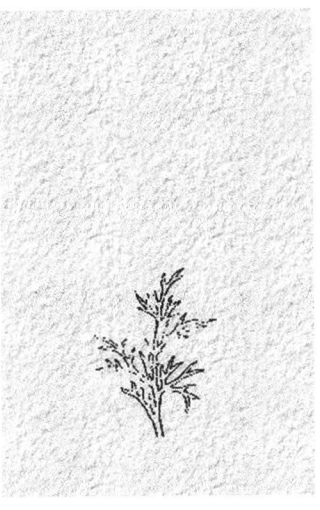

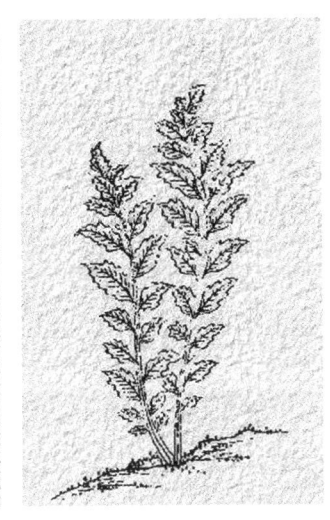

夜读《黄帝内经》

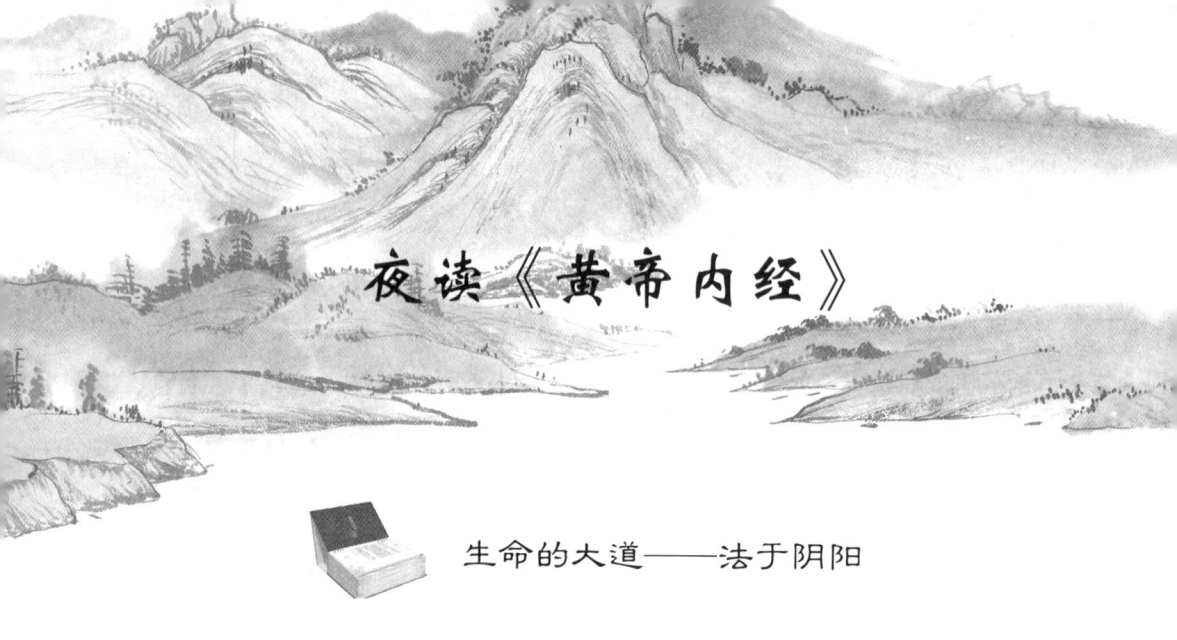

生命的大道——法于阴阳

《黄帝内经》是一本关于生命之道的书。既然如此我们就先来讨论一下有关生命之道的问题。

首先来看一看《黄帝内经》中古人是怎样论述生命之道的。

《上古天真论》中有云:"岐伯对曰:上古之人,其知道者,法于阴阳,和于术数。"既然上古之人,那些知道并懂得"道"的人,都是"法于阴阳,和于术数",那么反之,"法于阴阳,和于术数"就是生命之道,而"和于术数",是为了"法于阴阳"。因此,人类的生命之道,就是"法于阴阳"。

我们又该如何"法于阴阳"呢?此处暂且不表,因为《黄帝内经》整本书都是在教导我们如何"法于阴阳",概括成一句话就是"和于术数"。以后,我们会陆续讲解。在这一节里我们知道什么是生命之道就可以了。

《四气调神大论》中又云:"夫四时阴阳者,万物之根本也,所以圣人春夏养阳,秋冬养阴,以从其根,故与万物浮沉于生长之门。逆其根,则伐其本,坏其真矣。故阴阳四时者,万物之终始也,死生之本也,逆之则灾害生,从之则苛疾不起,是谓得道。道者,圣人行之,愚者佩之。从阴阳则生,逆之则死,从之则治,逆之则乱。"

四时阴阳者,讲的还是阴阳,四时不过是阴阳不同的具体表现方式。春夏养阳,秋冬养阴,讲的术数,但其最终也还是为了法于阴阳。

再者，上文讲了生命之道的根本特性，即"逆之则灾害生，从之则苛疾不起。从阴阳则生，逆之则死，从之则治，逆之则害"，这一点非常关键，对于如何发展中医将会起到至关重要的作用。

从生命之道的根本特性中，我们可以看出，人类只有顺从生命之道，身体才会康健；而生命之道不会来适应人类，所谓"人能弘道，道不弘人"。由此，我又联想到了中医的生存现状岌岌可危。有人提出要改进中医，让中医去适应社会，适应大众，让大众易于接受，这样中医才有发展的可能。对于这种观点，余不敢苟同。因为生命有生命之道，中医有中医之道。面对中医之道，我们只能去适应中医，中医决不会来适应我们，如果强要削足适履，那么就会"逆之则灾害生，逆之则死，逆之则乱"。因此我们目前的任务是如何让大众去适应中医，而不是让中医来适应大众。

我们了解了什么是生命之道及生命之道的根本特性，是为了研究《黄帝内经》，为如何认识中医奠定坚实的认识基础。

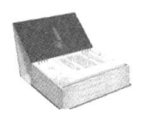

生命的根本——天真之精气

《素问》在开书第一篇《上古天真论》中提出了这样一个问题：上古之人年过百岁而行动敏捷、精神不衰，今时之人刚半百就行动迟缓、精神衰退，是什么原因造成的呢？明眼者一看便知，这是因为上古之人的生活符合生命之道，善于保养自己的天真精气；而今人则欲海难填，背离了生命之道，以至于使自己的天真精气过早衰竭，故而方才有了上述的结果。由此可以看出，保养人的天真精气对于人来说是多么的重要，而人遵循生命之道的目的也正在于此。简言之，人生命的根本就是人的天真精气，《上古天真论》这一篇名的意义也正在于此。

什么是人的天真精气呢？由于中医文化中有许多概念既重叠又混乱，所以需要先统一一下概念。给天真精气做一个注释：所谓天真精气就是指人肾中所藏之精和肾中之元气。

肾中所藏之精，又叫元阴，还叫阴精，还叫真阴，是属于阴的精华物质。它包括先天之精、后天之精和生殖之精。先天之精化为元气后，推动人体的脏腑功能吸收后天水谷，把其转化为精微物质以营养和濡润五脏，然后再把多余的部分储藏到肾，就形成了肾中所藏之精，正所谓"肾者，主水，受五脏六腑之精而藏之"。肾中所藏之精补充先天精气的消耗，或者积蓄起来，以供人体的不时之需。如此就形成了先天生后天，后天养先天。后天既然能够充养先天，使先天不衰，可见先天后天原本没有什么不同，只不过是生命最初尚未吸收后天营养时有所分别以及名字上的差异罢了，二者应该是分而为二、和则为一。再说生殖之精，生殖之精即是先天之精，因为先天之精来源于男女媾精，而男女之精即生殖之精。因此先天之精、后天之精、生殖之精三精本是一精，其合而为一，分而为三，统称为肾精。

肾中之元气，又称真气，或称元阳、真阳、龙雷火、相火等，是人体生命活动的原动力，由肾中之精所化，正所谓阴为阳之根也。古语有云"阳患不足，阴患其盛"，人的生命力皆在于此。张介宾也说"人之大宝，惟此肾中一点之真阳"。

二者的工作机制可简单概括为：精化气，气生精，二者互为其根，为人体的生命力奠定了生生不息的原动力。二者充，则生命之力旺盛；二者不足，则生命之力衰退。二者平衡，则生命之树常青；二者失衡，则生命之灾害四起。

以上内容让我们对天真精气及其重要作用有了一个明确的认识。天真精气对于人体如此宝贵，如此重要，我们又该如何保养天真精气，使生命健康长寿呢？

《素问》之《上古天真论》《四气调神大论》两篇论述中，为我们提出了如何保养天真精气以养生的具体内容，即调神。调神就是调节人的精神情志，也即是调心，因为心者，神之处也，且心藏神。而且人的精神情志虽有不同分属，但总属于心，故调节人的精神情志就是调人的心，心调则精神情志亦调。在这两篇内容中，古人为我们提出了一条调神的总则：恬淡虚无。同时又给我们提出了两条细则：①从生活正反两方面来说。正方面，饮食有节，起居有常，不妄作劳；反方面，以酒为浆，以妄为常，醉以入房，以欲竭其精，以耗散其真，不知持满，不解御神，务快其心，逆于生乐，起居无节。②从顺应四时阴阳也即从四季方面来说，此人与自然相应之法也。春季，以使志生，生而勿杀，予而勿夺，赏而无罚，此春气之应，养生之道也；夏季，无厌于日，使志无怒，使华英成秀，使气得泄，若所爱在外，此夏气之应，养长之道也；秋季，使志安宁，以缓秋形，收敛神气，使秋气平，无外其志，使肺气清，此秋气之应，养收之道也；冬季，使志若伏若匿，若有私意，若已有得，去寒就温，无泄皮肤，使气亟夺，此冬气之应，养藏之道也。

掌握了以上原则，我们就算是找到了养生的根本所在。至于养生专家们讲的吃什么东西，按什么穴位，以解决什么身体不适，属于治病的范围，不属于养生。治病最好找医生，否则，小病变大，大病变重，后果不堪设想。

文中不解之处，望读者寻原书以解之，或有不同的见解可提出来，因为《黄帝内经》中许多内容仁者见仁、智者见者，笔者可与读者共同交流、探讨。

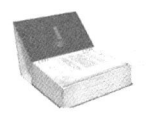

中医的核心——阴阳并重

夜读《黄帝内经》之三，其实早该写出来。只是阴阳一题，已被论述讨论过多次，如何还能写出新意来，故此耽搁。一个偶然的场合，与同事闲聊中医，发现其口中满口真气、真元、元神、真阳等，讲治病从五行脏腑论治是从三的层面治，从阴阳而治是从二的层面治，不如火神派治病从一的层面治高超，还给我讲什么是一的层面，仿佛阴阳之上还有一层在控制着阴阳；还讲阳主阴从，讲黄元御贵阳贱阴思想，讲一切病从阳虚论治等。听得余不敢苟同，由此萌发撰写夜读《黄帝内经》之三的念头，确有必要让更多人明确对阴阳的认识。其实，这位同事所谈全是近些年来火神派的一些理论，只是我没有想到其影响会如此之大，如此之深入人心。由于篇幅所限，这里只讨论三个问题：第一，阴阳之上的问题；第二，贵阳贱阴的问题；第三，《黄帝内经》中是如何论述阴阳的。

第一，阴阳之上的问题。

关于阴阳之上的问题，我想从治病层面的论述开始，通过翻阅有关书籍，在卢崇汉《扶阳讲记》第165、166页中，找到了相关的记述。其大意是说，卢崇汉对一个病例的不同用药进行了讲述，站在治标的层面上用药就会愈而复发，只有站在治本的层面上，才会把病彻底治愈，所以说，治病一定要站在治本的层面上。其学生刘力红接着对层面问题进行了发挥，这一发挥就导致了人们的认识混乱，使卢氏本来正确的论述变成人们错误理解的基础。其发挥中，开始论述站在不同的层面上看问题，就会有不同的结果，站得层面越高，看问题就会越简约；站得层面越低，看问题就会越复杂尚且不错，不足的只是没有指出，站得层面低，是站在了标的层面；而站得层面高，则是站在了本的层面。紧接着，下面的论述则把人们带向了歧途。

现引原文如下："现在的中医能走到'二'的层面的已经是很少了，而卢门的心法似乎更深了一层，已经到了'一'的层面了。师父始终强调的阳气，实际上已经不是'二'层面上的阳，而是能够化生'二'的真阳。"

此语一出，惑人无数。卢氏本意不过是说治病求其本，而刘氏此论却把人们导向了一个玄奥的境界，同时也让卢门的理论罩上了一层神秘的色彩，而把卢氏理论推到了阴阳之上。试问：化生阴阳的真阳究竟是一个什么样的概念呢？《素问·生气通天论》中说："自古通天者，生之本，本于阴阳。"而现在再生之本是要变成不再本于阴阳，而是本于真阳了。《黄帝内经》中还屡次谈道："阴阳者，天地之道也，万物之纲纪，变化之父母，生杀之本始，神明之府也，治病必求于本。"现在，也应该变成"真阳者，天地之道也……"。治病必求其本，是指治病必求其阴阳，阴阳是其本，这里也应变成治病必求其真阳了。这里，刘氏就派生出来了一个超越阴阳之上的概念——真阳，而误解了《黄帝内经》的思想。

这是超越阴阳思想的一个来源。还有另外一个来源，那就是道教思想的引入，认为人的元神在维持着人体的生命活动。这种思想的引入，其正确与否姑且不论，仅是对临床毫无帮助，而且还混淆了人们的认知，使中医学理论越来越混乱和复杂，就说明引入这种理论的毫无价值和意义了。

人们为什么总想有一种超越于阴阳之上的理论产生，我不想深究，这里我只想说：生命之本，本于阴阳；天地之道，本于阴阳；治病之道，本于阴阳。学中医不讲阴阳，而总想故弄玄虚，超越于阴阳之上，那样做是走不通的。

超越阴阳之上是一种使中医走向玄奥与神秘的思想，是一个故弄玄虚、故作深奥的骗局，这只会使中医走向衰退和灭亡，而绝不会因此提高中医的身价，使之走向辉煌。

第二，贵阳贱阴的问题。

贵阳贱阴思想，是近年来流行的火神派思想。这种思想的正确与否暂且不论，有过临床经验的中医们都有自己的体会。这种思想的理论核心是：人生立命在于以火立极，治病立法在于以火消阴。病在阳者，扶阳抑阴；病在阴者，用阳化阴。火神派的用药特点是大剂量地应用附子、干姜。这是近些年来流行的火神派，他们用以上观点来指导着临床，并未听说有特殊的临床效果报道过。而火神派的祖师爷郑钦安却与他们不同，其《医学三书》中阴阳并重，却绝非贵阳贱阴。《黄帝内经》中也云："阴平阳秘，精神乃治。"贵阳贱阴思想有违这一理论。

第三，《黄帝内经》对阴阳的论述。

（1）《素问·生气通天论》中说：自古通天者，生之本，本于阴阳。《黄帝内经》中也多处论述：阴阳者，天地之道也，万物之纲纪，变化之父母，生杀之本始，神明之府也，治病必求于本。

上两点说明了《黄帝内经》阴阳并重的主导思想，阴阳不仅是生命之根本，也是天地之道，万物的纲纪，世间一切生杀变化无不是阴阳的结果，故而，治病也必本于阴阳。阴阳，是组成宇宙世界的两大元素，二者缺一不可，那种重此轻彼或重彼轻此的认识是错误的。

（2）《素问·生气通天论》中云：阴者，藏精而起亟也，阳者，卫外而为固也。《素问·阴阳应象大论》中云：阴在内，阳之守也；阳在外，阴之使也。

上两点说明了阴阳的互为其根，相互为用，不可须臾分离也。

（3）《素问·生气通天论》中云：阴平阳秘，精神乃治，阴阳绝离，精气乃绝。

以上说明了阴阳的最佳状态，也是生命的最佳状态，亦说明阴阳绝离是生命的结束。

（4）《素问·生气通天论》中云：阴不胜其阳，则脉流薄疾，并乃狂。阳不胜其阴，则五脏气争，九窍不通。

上述说明了阴阳偏盛的病理状态，《黄帝内经》中关于此的论述尚有，不胜枚举。

以上诸述，比较全面地反映了《黄帝内经》阴阳并重的指导思想，劝有志于医学之君子，切莫开门便误，遗祸无穷。

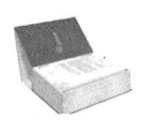

上工的境界——观于冥冥

《黄帝内经》中有上工、下工之记载，所以，古来人们就有对上工

第1讲 医话篇

夜读《黄帝内经》

之盼，希望在自己的周围有一名上工的医生，以使身体无忧；或者，有对上工之叹，临病危时，无医可治，束手毙命，悲人间上工难见。

上工在人们的心目中究竟是一个什么样的形象呢？提起上工，人们的脑海里就会出现一个神奇的老中医的形象，长须飘飘，鹤发童颜，仙风道骨，出没无迹，其洞察毫微，无病不治，手到病除，起死回生，甚至未卜先知；判人生死，预测疾病，防患于未然。总之，上工应该是能够创造奇迹的人。这就是我们理想中的上工。

然而，这样的人并非上工是神仙。世上果有这样的人，那我们离长生不老也就不会太远了。然而，却偏偏有人坚信"神仙"的存在，并执着于此，实在是欲海难填。

既如此，上工究竟存不存在呢？我个人认为，从古至今上工并不没少见，只不过人类的欲望无边，发现不了罢了。虽然庸医遍野，但上工也在我们身边，这就需要我们学习医学知识，认识自然规律，练就一双识得上工的慧眼。下面谈谈我对上工的认识。

首先，上工的思想境界超越于我们，他们无论做什么事情，都会谨慎地遵循天地自然大道，而不会屈从于自己的主观意志。他们淡泊名利，顺应自然，不会强求。故而，他们看病也会如此，能看的看，不能看的不看。他们深知疾病的演变规律，一旦疾病到了无可救药的地步，也会发出"扁鹊病在骨髓乃司命之所属也"的慨叹。（他们不仅达不到上面所说上工的水平，甚至于他们可能表现得还很冷淡和无情。这样的人我们怎么能说他算得上是上工呢？）

其次，上工治未病。未病是指疾病尚可人为治愈的阶段。上工总是在疾病的这个阶段为患者积极治疗，直至治愈为止，一旦患者之疾到了人力不可扭转的时候，他们则会聊尽人事，而听天由命了。在患者病已至此的时候，他们也没能扭转乾坤，表现出来的却是回天无力，我们又怎么能说这样的人是上工呢？

再次，上工能洞察人体疾病产生的来龙去脉。虽如此，但并不代表他们就能治愈一切疾病。因为疾病的治愈需要条件，而绝非一治便愈。

009

其所需的一个最重要的条件就是医患配合。试问：在疾病尚可治愈的时候，医患真正能配合好的能有几人？而疾病到了不可救药的时候，配合得再好又有何用？

通过上面的叙述，我们也许会对上工有了一个还算明确的认识。那么，如何称得上是一名上工呢？这也正是本部分所要论述的主要问题——观于冥冥。只有能观于冥冥，才会对疾病的来龙去脉有一个清楚的认识。下面，我们谈什么是观于冥冥。

对于观于冥冥这个问题，《素问·八正神明论》中曾有这样的论述："观于冥冥者，言形气荣卫之不形于外，而工独知之，以日之寒温，月之虚盛，四时气之浮沉，参伍相合而调之，工常先见之，然而不形于外，故曰观于冥冥焉。"

所谓观于冥冥，是说人体营卫气血的变化是不显露于外的，而唯独医生能够知道其中的奥秘。这是因为医生能把天气的寒温、月亮的盈缺及四时气的升降对人体的影响综合分析，从而预测疾病的变化。但这些变化不显露于外，因此称为"观于冥冥"。

知道了什么是观于冥冥，并不等于我们就达到了上工的境界；只有做到了观于冥冥，才可以说达到了上工的境界。我们是否可以准确地判断和预测人体营卫气血的变化？我认为，能做到的人很少，但并不是不能做到。

同篇中，还对上工与下工的不同做了具体的论述："虚邪者，八正之虚邪气也。正邪者，身形若用力汗出，腠理开，逢虚风，其中人也微，故莫知其情，莫见其形。上工救其萌芽，必先见三部九候之气尽调不败而救之，故曰上工。下工救其已成，救其已败。救其已成者，言不知三部九候之相失，因病而败之也。观其所在者，知三部九候之病脉处而治之，故曰守其门户焉，莫知其情而见邪形也。"

意思是说，上工在疾病还处在萌芽状态的时候，就开始抓紧治疗，而下工则要等到病已成甚或病已败的时候，才开始治疗。那么，造成这种结果的原因就是下工不知道三部九候之相失，不能做到"观于冥冥"，而上工则知晓并做到。

　　通过上面的引用和论述，我们就会知道，只要肯认真钻研中医的基础理论和诊疗知识，并且与患者的生活环境相互结合，就一定能够达到上工的水平——准确地预测、诊断和治疗疾病。

　　对于上工救其萌芽，下工救其已成、救其已败，我尚还有一点自己的理解和体会。上工治病必治其病之初起之因，而不仅仅只治病之所成。例如，一患者患外感后，自觉已无外感症状，而胃脘痞满，不欲食。下工必只知治其胃，而不知治其外感；上工则必兼治其外感。而不仅仅指"上工治未病，下工治已病"之意。

［李盼广（平凡中医）］

一脉知生死，三部候阴阳

在现代诊断手法和工具极度兴盛的时代，很多人都以为中医的"四诊"已经过时、老旧而且不精确。其实，这是误解。中医的四诊，要研究得得心应手，很多方面的诊察所得都不是机器能望其项背的。现在的中医，我也算见过几位所谓顶尖的"高手"，但在四诊之中，还是通"问""闻"者多，而精"望""切"者寡。什么原因呢？我看还是心静不下来，研究沉不下去，感觉就出不来，这是没办法强求的。我于切脉，目前都还算不得合格，只有拿我经历的两例，和大家探讨，或许能抛砖引玉。

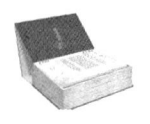

人无胃气则死

这是2009年9月的一则案例，时值入秋，一妇人来求，为其女查脉。此女为重症再生障碍性贫血，从天津血液病总医院治疗两年多，后因某些原因，转回本地医院，状况据说尚佳。

第一次问脉的时候是下午，右关沉濡微弱，左关弦紧而强，已经略带"石"象，触手而强。右足趺阳脉极短、极弱，触手阴寒。

其父母问询结果。

某沉思良久，告知不容乐观，可能很有些危险。建议无论如何晚上多给稀粥、米油之类，待明日清早再查、再看。

次日清晨5时后，赶到医院。切脉，查其右关益发空虚，已见芤象。

问其父母得知，昨日并未按要求给稀粥、米油。孩子不想吃，给她吃的"方便面"和其他零食,吃得也不多。孩子在家本就娇惯得很,生大病后自然更是一切顺她的意。孩子不想吃饭,家长就由着她,给她喜欢的零食吃,已经一连多日。

是啊,肝木极亢、脾土亏虚已极,必然腹胀纳呆,能吃才是怪事。

其父母求药。

某坦白告诉他们,此时胃气将绝,若无水米之气入腹,即便是用人参堆着用,也难以恢复胃气。胃气将绝,此时还考虑用药治病,只能促其速死。当前之法,只有先给点谷气,垫一垫底,然后急用伐木崇土,以保全后天之本,或能起垂决于万一。但一者在医院用药不便,二者是垂决重症,生死一线,干系极大,若无生死授权文字,某断然不敢用药。

其母跪求说:时间仓促,你给开药,我马上煎药,晚上得空就写给你授权。

苦求无奈,遂拟一方:以四君子倍人参、白术;加柴胡、白芍以平肝木,2剂。

次日清晨复查,左关稍微回,右关稍平,略见生意。

次日再查,右足趺阳脉略略出头,极短,如草木之嫩芽初起。

两日已过,其父母未曾授权,却求改方再用。

因顾虑太多,不得已,让其守方。

次日清晨问脉,却又见败象,乃问其父母。原来昨日,孩子胃口略微恢复,想吃烤鸭,于是一天没吃什么水谷,只是一些零食、方便面、烤鸭、水果打发,药也没喝完。不听告诫,徒呼奈何?只能叹气。没再改方、给药。责其务必饮食,明日再查。

次日清晨切脉,两寸口尺肤触手油滑、右关枯涩略硬、左关弦长而坚,诸脉应指辟辟然——胃气断绝,死征已见。于是告诉其父母,明日不用再过来查脉了。其母垂泪,问何故?思量再三,乃告知"已见死相,必死矣"。再问死期。告知短则两三日,长则五六日,估计一周内之事。其母再问,是否或有误差?可否西医检查?告知当然可以,免得我错查，误你治疗。

次日下午，呕吐，至子夜。此为"倒仓"。胃气竭矣。

次日上午，死于检查机器上，挂了一身的零碎。

这是一个"人无胃气则死"的例子。

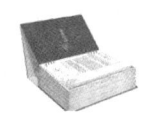

若浆粥入胃，泄注止，则虚者活

在胃气将衰绝时，若全力救护，却也未必不能复生。下面是一个成功的案例。

某男，69岁。平素食少、便多、体瘦。

今年6月，大病垂危，食入不过一时，即泻，菜叶宛然，不能消化，已经2日。切其脉，左关弦长而硬，右关短濡微弱；诸脉应指强硬，微见"石"象，左足趺阳脉无，且喜尚未见阴寒。又是肝木克土、脾土衰极之证，若不急当救护，不过五七日，必死。

于是告诉其子女，此证大危，先别管治病，保命第一。马上用上好米粥、米油，2小时1次，日夜给用，不可间断；另以补中益气丸加附子理中丸各1瓶，合用，煮化，2小时给1次，能吃多少给多少，吃完再煮。另用小柴胡汤倍芍药，加生白术，每日2剂合煎不拘时，少量频服。（因为不喜欢人参的"土腥气"，不喝。所以不再另炖，改党参同煎）

头日上午开始用药，至次日晚，腹泻渐止，第三日大便成形，左足趺阳脉渐渐露头。

至第六日，左足趺阳脉基本充盈本部，但还很弱。

共计使用补中益气丸、附子理中丸各10盒，十全大补丸6盒。其中第一天、第二天均用补中益气丸、附子理中各4盒，第三天各用2盒，第四天改十全大补丸3盒，第五天2盒，第六天1盒。

说实话，如此大量地使用，个人也是第一次。这样的量，常人估计只消一天，就补得中焦壅滞、胀满不堪了。但是患者居然连胀气、便秘都没有。同时配合疏肝健脾、崇土伐木。患者饮食渐渐恢复，诸证渐轻，后续治病调理，逐渐向愈。

这两个案例，都是脾土衰败、胃气将绝的关口，但是，得到的却是两种不同的结果。《黄帝内经》曰"若浆粥入胃，泄注止，则虚者活"，在临床中很有指导意义。

从以上两个案例中，我们可以看到，关键时刻，脉诊起到了至关重要的作用。若无脉诊作为指导，"见肝实脾"严防死守，则断无生理。

所以，好的脉诊，是检查仪器所不能替代的。

[吴作智（医道宗源）]

中医的不传之秘在于"量"

常言道"中医不传之秘在于量",一个成方之中君、臣、佐、使各药的用量不同,其作用会发生变化,医圣仲景"三承气汤"就是一个很好的例证。祖传秘方之中,药味组成、制作工艺、各药用量都是不传之秘。中药用量不传,我认为除了保密之外,更重要的是其"量"不易传,就像中医诊脉一样,"心下易了,指下难明"。

不同患者由于生活环境、饮食习惯、社会活动背景不一样,其体质就会不一样,用药时就需要选择不同的量;同一个患者得病的季节不一样,感邪轻重不同,就需要选择不同的方药,采用不同的用量;同一味药物的南北生长气候环境不同,采摘时间不一样,修制、炮制方法不同,其质地就不一样,临床应用也需要选择不同的量;由于每味药在方中有时候所起的作用不同,用时也需要选择不一样的量;每位医生由于对疾病的认识不同,用药配伍习惯不同,用药时也会选择不同的量。而具体到每一位患者在不同的时候到底需要什么药,用多少的量,全在于医生的临床斟酌,也在于临床医生的经验积累。

古今方书虽然对每一个成方的药物有时也具体标出每一味药的用量,但由于古今之人的生活、饮食习惯不同,体质也就不一样。由于气候的变迁,古今之药的品质也不一样,因此我们临床上也不能照搬古人的用量。同时代的医生由于所处的地理环境不同,面对的患者体质、用药习惯也不同,所以交流经验时也不好说每味药的用量就是固定。

鉴于以上认识,我认为中医的不传之秘——"量",有时是因保密的需要而不传,更重要的是因不易传而不传。

[李荣伟]

脉诊评说

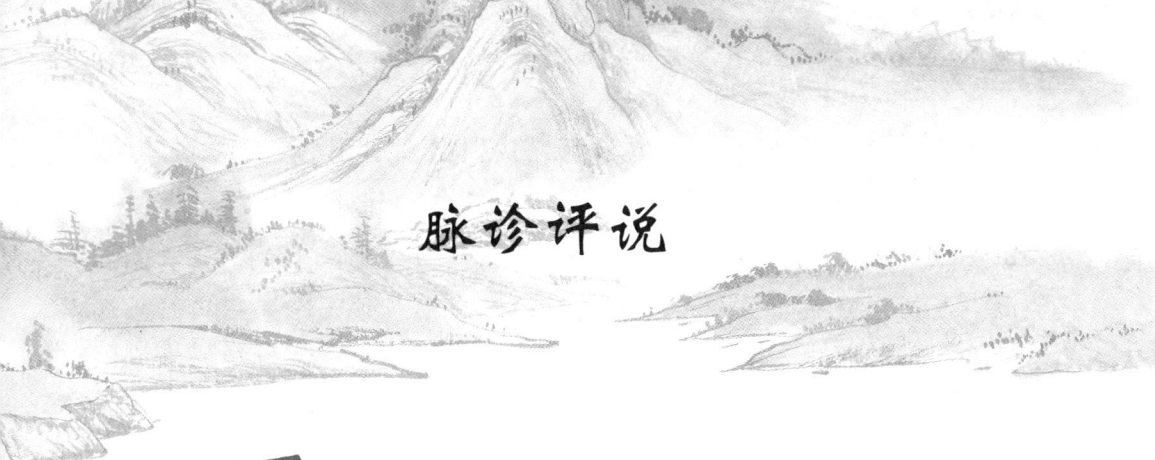

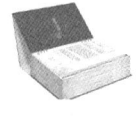

"参伍不调名曰涩"新识

摘要："参伍不调名曰涩"，乃李时珍《濒湖脉学》对涩脉的高度概括。参伍（三五）不调，指脉象或三而止，或五而停，既脉律不齐，又脉力不均，而至数（脉率）亦不匀，涩短而难，细止而艰，犹如轻刀刮竹，艰涩不畅。结合现代医学听诊及心电图检查，发现涩脉即是房颤脉；三五不调之涩脉，当与慢性持续性房颤脉脉率60～100次/分钟者相合。

1. "参伍不调"指脉象

"参伍不调"一词，见于《黄帝内经·素问》。《素问·三部九候论》云："形气相得者生，参伍不调者病。"

张介宾《类经》："三以相参，伍以相类，谓之不调。凡或大或小，或迟或疾，往来出入无常度者，皆病脉也。"

胡天雄《素问补识》："参伍不调即三五不调，言节律之凌乱也。"

傅景华《黄帝内经素问译注》："参伍；三五，此指脉或三或五，错杂不调。"

高校教参第二版程士德《黄帝内经》："参伍不调，即以三部九候互相比较而呈参差不等，不相协调。"

按：据本篇上下文内容分析，高校教参解释甚为妥当。但是临床实际若独取寸口法，则可推而广之，理解为寸口脉脉象节律凌乱、错杂不等、三五不调、参差不齐，或大或小或快或慢。所以后世脉学著作在论述涩脉的时候，溯本求源寻找根据多引用《素问》这句话为依据，如李时珍《濒湖脉学·涩脉》云"参伍不调《素问》……参伍不调名曰涩"，李中梓《诊家正眼》云："《内经》曰'参伍不调'，谓之凝滞而至数不和匀也"，以及张石顽《诊宗三昧》云"涩脉者，指下涩滞不前，《内经》谓之'参伍不调'，叔和喻以'轻刀刮竹'，通真子比之'如雨沾沙'，长沙又有'泻漆之绝'，比拟虽殊，其义则一"等。

刑锡波《脉学阐微·涩脉》："脉象：涩脉三五不调，如轻刀刮竹，形容脉象在指下往来不流利而蹇涩之象。临床体会涩脉是脉搏细弱而不流利，上下波动指下体会不清，有时似有似无，所以《脉经》上说：'三五不调'或谓'一止复来。'即因模糊不清，故说法有异。"

2. "参伍不调名曰涩"之导源及概念

"参伍不调名曰涩"一词，见于明·李时珍《濒湖脉学》，云："涩脉，细而迟，往来难，短且散，或一止复来《脉经》。参伍不调《素问》。如轻刀刮竹《脉诀》。如雨沾沙《通真子》。如病蚕食叶……细迟短涩往来难，散止依稀应指间；如雨沾沙容易散，病蚕食叶慢而坚。[体状诗]参伍不调名曰涩，轻刀刮竹短而难。[相类诗]"

"参伍不调名曰涩"是对涩脉脉象特征的高度归纳，至今仍沿用。高校教材新世纪第二版朱文锋《中医诊断学·第五章脉诊》："涩脉-脉象特征：形细而行迟，往来艰涩不畅，脉势不匀。涩脉的脉象特点是脉形较细，脉势涩滞不畅，如'轻刀刮竹'；至数较缓而不匀，脉力大小亦不均，呈三五不调之状。"

三五不调，指脉象或三而止，或五而停，既脉律不齐，又脉力不均，而至数（脉率）亦不匀，涩短而难，细止而艰，犹如轻刀刮竹，艰涩不畅，特别是脉率在60~80次/分钟的脉搏跳动中，尤为明显。

涩脉具有参伍（三五）不调的特征，并非李时珍首创，或首见于宋·陈言《三因极一病证方论》，云："涩者，参伍不调，如雨沾沙。"施发（其弟子）《察病指南》云："涩脉，细而迟，往来难，时一止，轻手乃得，重手不得，按之浮数，如轻刀刮竹皮。或云三五不调，如雨沾沙，故名曰涩也。"

3. "参伍不调名曰涩"新识

涩脉属28病脉之一，是临床常见的一种复杂脉象。历代医家对涩脉脉象的描述有"迟细短散止""三五不调"等称谓，或过于文字化，如"轻刀刮竹""病蚕食叶""如雨沾沙"等，很难掌握。由于每个人手指感觉和临床经验差异，对脉象的体会和描述不一。临床观察并结合历代脉学著作笔者认为，涩脉本身是一种复合脉，涩、短、散、止等诸脉可以并见，结合现代医学听诊及心电图检查，发现涩脉即是房颤脉；三五不调之涩脉，当与慢性持续性房颤脉脉率60～100次/分者相合。

慢性持续性房颤，因心室率已下降，脉率一般在60～100次/分钟，脉律虽不齐，但脉率渐可数清，快慢不等，脉力不匀。此时已无浮大散乱之象，特别是脉率在60～80次/分钟的脉搏跳动中，指下应指不足、短小无力、间歇之感甚明。似止非止，或一止复来，或三而止，或五而停，三五不调，短止而涩，沉细难寻。此慢性持续性房颤脉当为涩（短）脉。

"参伍不调名曰涩"，涩脉即是慢性持续性房颤脉，故有"参伍不调即房颤"之说。

参考文献

[1] 刑锡波.脉学阐微[M].石家庄：河北人民出版社，1979：59.
[2] 朱文锋.中医诊断学[M].2版.北京：中国中医药出版社，2007：115-116.
[3] 金栋.房颤脉探讨[J].中医杂志，2010，51（2）：185-186.
[4] 金栋.涩脉探讨[J].中国中医基础医学杂志，2010，16（12）：1101-1102.
[5] 伊广谦.中医方剂名著集成·三因极一病证方论[M].北京：华夏出版社，1998：162.
[6] 李冬梅，金栋，杜宝良.房颤脉脉象规范探讨[J].中国中医药现代远程教育，2010，8（7）：1-2.

[7] 李冬梅,金栋,杜宝良,等.房颤脉的中医相关脉象研究[J].中国中医基础医学杂志,2012,18(9):963-965.

[8] 金栋.参伍不调话房颤[J].中医杂志,2000,41(1):59-60.

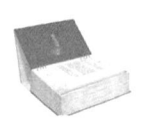

寸口分候脏腑的理论依据实源于《易经》

新世纪第二版全国高等中医药院校规划教材朱文锋主编《中医诊断学·脉诊·寸口分候脏腑》云:"寸口分候脏腑的理论依据,诸说不一。"

根据气血阴阳的理论而确定。

中医学认为,右手偏旺于气,肺主气,胸中为肺的宫城,故以右寸配肺与胸中;左手偏旺于血,心主血,膻中(心包络)为心的外围,故以左寸候心与膻中;脾居中州,体虽偏左而气行于右,脾胃互为表里,故以右关配脾胃;肝主藏血,其体虽在右而气化作用实行于左,肝与胆互为表里,故以左关配肝胆;肾在腰之两旁,位居低下,故候于两尺;小腹属下,为大小肠、膀胱所居之处;而膀胱、小肠从阴配于左尺;大肠从阳配于右尺。诚如李时珍所云:"两手六部皆肺经之脉,特取此以候五脏六腑之气耳,非为五脏六腑所居之处也。"说明寸口脉所候,为五脏六腑之气,而非其体。

根据脏腑部位所在而确定。

《难经·十八难》指出:"上部法天,主胸以上至头之有疾也;中部法人,主膈以下至脐之有疾也;下部法地,主脐以下至足之有疾也。"这是把躯体划分为胸、膈、腹三部,由于心肺居于胸中,其位在上,故应于两寸;肝脾居于膈下,其位在中,故应于两关;两肾居于脐下,其位在下,故应于两尺。这种脏腑配属方法,实际是源于《黄帝内经》"上竟上""下竟下"的原则。

寸口诊法的相应定位,在临床实践中积累了丰富的经验。但其中还存在着不少理论和实际问题，有待进一步研究。

现在临床上一般根据《黄帝内经》"上竟上""下竟下"的原则，即上部（寸脉）以候上（身躯上部），下（尺脉）以候下（身躯下部），来划分寸口三部所分候的脏腑（如表2-1）：左寸候心，右寸候肺，并统括胸以上及头部的疾病；左关候肝胆，右关候脾胃，统括膈以下至脐以上部位的疾病；两尺候肾，并包括脐以下至足部疾病。

★ 表2-1　寸口三部分候脏腑

寸口	寸	关	尺
左	心、膻中	肝胆、膈	肾、小腹（膀胱小肠）
右	肺、胸中	脾胃	肾、小腹（大肠）

按：寸口分候脏腑的理论依据实源于《易经》之后天八卦方位图（如图2-1）

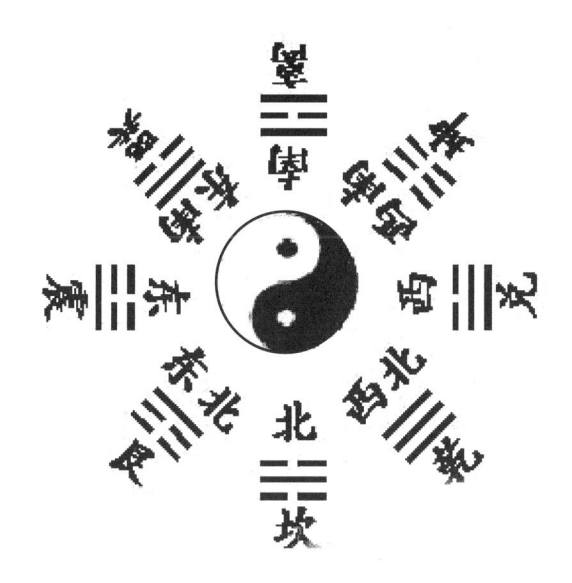

★ 图2-1　后天八卦方位图

即如清·张璐《诊宗三昧·脉位》所云："《内经》所指藏府（脏腑）部位，乃是因五行之气而推。火旺于南，故心居左寸；木旺于东，故肝居左关；金旺于西，故肺居右寸；土旺于中，而寄位西南，故脾胃居于右关；水旺于北，故居两尺。"

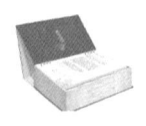

论人迎与寸口对比诊脉法的合理性

人迎与寸口对比诊脉法，是《黄帝内经》诊脉法之一，合理否？

1. 经文

（1）《黄帝内经》经文

《素问·六节藏象论》："故人迎一盛病在少阳，二盛病在太阳，三盛病在阳明，四盛已上为格阳。寸口一盛病在厥阴，二盛病在少阴，三盛病在太阴，四盛已上为关阴。人迎与寸口俱盛四倍已上为关格；关格之脉赢，不能极于天地之精气，则死矣。"

《素问·脉要精微论》："阴阳不相应，病名曰关格。"

《灵枢·终始篇第九》："人迎一盛，病在足少阳；一盛而躁，病在手少阳。人迎二盛，病在足太阳；二盛而躁，病在手太阳。人迎三盛，病在足阳明；三盛而躁，病在手阳明。人迎四盛，且大且数，名曰溢阳，溢阳为外格。脉口一盛，病在足厥阴；厥阴一盛而躁，在手心主。脉口二盛，病在足少阴；二盛而躁，在手少阴。脉口三盛，病在足太阴；三盛而躁，在手太阴；脉口四盛，且大且数者，名曰溢阴，溢阴为内关，内关不通，死不治。人迎与太阴脉口俱盛四倍以上，命曰关格，关格者与之短期。"

《灵枢·经脉篇第十》："肺手太阴之脉……盛者，寸口大三倍于人迎，虚者，则寸口反小于人迎也。"

"大肠手阳明之脉……盛者，人迎大三倍于寸口，虚者，人迎反小于寸口也。"

"胃足阳明之脉……盛者，人迎大三倍于寸口，虚者，人迎反小于寸口也。"

"脾足太阴之脉……盛者,寸口大三倍于人迎,虚者,则寸口反小于人迎也。"

"手少阴之脉……盛者,寸口大再倍于人迎,虚者,寸口反小于人迎也。"

"小肠手太阳之脉……盛者,人迎大再倍于寸口,虚者,人迎反小于寸口也。"

"膀胱足太阳之脉……盛者,人迎大再倍于寸口,虚者,人迎反小于寸口也。"

"肾足少阴之脉……盛者,寸口大再倍于人迎,虚者,寸口反小于人迎也。"

"心主手厥阴心包络之脉……盛者,寸口大一倍于人迎,虚者,寸口反小于人迎也。"

"三焦手少阳之脉……盛者,人迎大一倍于寸口,虚者,人迎反小于寸口也。"

"胆足少阳之脉……盛者,人迎大一倍于寸口,虚者,人迎反小于寸口也。"

"肝足厥阴之脉……盛者,寸口大一倍于人迎,虚者,寸口反小于人迎也。"

《灵枢·脉度篇第十七》:"阴气太盛,则阳气弗能荣也,故曰关。阳气太盛,则阴气弗能荣也,故曰格。阴阳俱盛,不得相荣,故曰关格。关格者,不得尽期而死也。"

《灵枢·四时气篇第十九》:"气口候阴,人迎候阳也。"

《灵枢·寒热病篇第二十》:"颈侧之动脉人迎。人迎,足阳明也,在婴筋之前。"

《灵枢·禁服篇第四十八》:"寸口主中,人迎主外,两者相应,俱往俱来,若引绳大小齐等。春夏人迎微大,秋冬寸口微大,如是者名曰平人。人迎大一倍于寸口,病在足少阳;一倍而躁,病在手少阳。人迎二倍,病在足太阳;二倍而躁,病在手太阳。人迎三倍,病在足阳明；三倍而躁，病在手阳明……人迎四倍者，且大且数，名曰溢阳，溢阳为外格，死不治。"

"寸口大于人迎一倍，病在足厥阴；一倍而躁，在手心主。寸口二倍，病在足少阴；二倍而躁，在手少阴。寸口三倍，病在足太阴；三倍而躁，在手太阴……寸口四倍者，名曰内关。内关者，且大且数，死不治。"

《灵枢·五色第四十九》："切其脉口，滑小紧以沉者，病益甚，在中；人迎气大紧以浮者，其病益甚，在外。其脉口浮滑者，病日进；人迎沉而滑者，病日损。其脉口滑以沉者，病日进，在内；其人迎脉滑盛以浮者，其病日进，在外。脉之浮沉及人迎与寸口其大小等者，病难已。病之在脏，沉而大者，易已，小为逆；病之在腑，浮而大者，其病易已。人迎盛坚者，伤于寒；气口盛坚者，伤于食。"

（2）《难经》经文

《难经·三难》："脉有太过，有不及，有阴阳相乘，有覆有溢，有关有格，何谓也？然：……遂上鱼为溢，为外关内格，此阴乘之脉也……遂入尺为覆，为内关外格，此阳乘之脉也。故曰覆溢，是其真脏之脉，人不病而死也。"

（3）《伤寒论》经文

《伤寒论·平脉法》："寸口脉浮而大，浮为虚，大为实。在尺为关，在寸为格。关则不得小便，格则吐逆。趺阳脉伏而涩，伏则吐逆，水谷不化；涩则食不得入，名曰关格。"

2.《素问·六节藏象论》此段经文汇释

王冰次注："人迎……阳脉法也。少阳，胆脉也。太阳，膀胱脉也。阳明，胃脉也。《灵枢经》曰：'一盛而躁在手少阳，二盛而躁在手太阳，三盛而躁在手阳明。'手少阳，三焦脉。手太阳，小肠脉。手阳明，大肠脉。一盛者，谓人迎之脉大于寸口一倍也。余盛同法。四倍以上，阳盛之极，故格拒而食不得入也。《正理论》曰：

'格则吐逆。'"

"寸口……阴脉法也。厥阴，肝脉也。少阴，肾脉也。太阴，脾脉也。《灵枢经》曰：'一盛而躁在手厥阴，二盛而躁在手少阴，三盛而躁在手太阴。'手厥阴，心包脉也。手少阴，心脉也。手太阴，肺脉也。盛法同阳。四倍以上，阴盛之极，故关闭而溲不得通也。《正理论》曰：'闭则不得溺。'"

"俱盛，谓俱大于平常之脉四倍也。物不可以久盛，极则衰败，故不能极于天地之精气则死矣。《灵枢经》曰：'阴阳俱盛，不得相营，故曰关格。关格者，不得尽期而死矣。'此之谓也。"

《新校正》云："详'羸'当作'嬴'，脉盛四倍已上，非羸也，乃盛极也。古文'嬴'与'盈'通用。"

高校教参《黄帝内经》："羸，音垒，瘦弱疲惫之意。嬴，音义同盈，有余之谓。此处作'嬴'为是。"

马莳《素问注证发微》："此言关格之脉，而决其为死也。上文言十一脏之脏象矣，然胃、胆、小肠、大肠、三焦、膀胱之脉，现于左手寸部曰人迎；肝、心、脾、肺、肾之脉，现于右手寸部曰气口。"

吴昆《素问吴注》："此言六节脉象也。此家脉法，法象阳左阴右，自为一家。左手关上为人迎，若脉一盛少阳有余，二盛太阳有余，三盛阳明有余，四盛则阳气过极，谓之格阳。格阳者，食不得入。右手关上为寸口，若脉一盛厥阴有余，二盛少阴有余，三盛太阴有余，四盛则阴气过极，谓之关阴。关阴者，不得小便。阴阳相离不复相营，则俱盛四倍而为关格，一有此脉，则阴阳嬴败。"

张介宾《类经·六卷·脉色类二十二》注："人迎，足阳明胃脉也，在颈下夹结候旁一寸五分。一盛二盛，犹言一倍二倍，谓以人迎寸口相较，或此大于彼，或彼大于此，而有三倍四倍之殊也……俱盛四倍已上，谓盛于平常之脉四倍也。物不可以过盛，盛极则败。凡脉盛而至于关格者，以阴阳离绝，不能相营，故至嬴败。"

张志聪《黄帝内经素问集注》："左为人迎，右为气口。盖阳气从左而行于右，阴气从右而行于左，故以人迎以候三阳之气……寸口，手太阴之两脉口，以候三阴之气也。"

高士宗《黄帝内经素问直解》："有形之脏腑经脉，合无形之三阴三阳。三阳主六腑，六腑以胃为本，故人迎之脉，以候三阳。人迎，结喉两旁之胃脉也。《经脉》论云：'胃足阳明之脉，下人迎。'故人迎一盛，病在少阳，少阳胆与三焦也。二盛病在太阳，太阳膀胱小肠也。三盛病在阳明，阳明胃与大肠也。四盛以上为格阳。格阳者，《终始》篇所谓'溢阳为外格也'。此以人迎胃脉，而候三阳之六腑也。"

"三阴主五脏，五脏以肺为先，故寸口之脉以候三阴。寸口，两手寸部之肺脉也。《经脉》论云：'肺手太阴之脉，入寸口。'盖寸口，谓之脉口，又谓之气口。脉口、气口皆属太阴，《终始》篇云：'人迎与太阴脉口俱盛。'《五脏别论》云：'气口亦太阴也。'故寸口一盛，病在厥阴，厥阴肝与心包也；二盛病在少阴，少阴心肾也；三盛病在太阴，太阴脾肺也；四盛以上为关阴，关阴者，《终始》篇所谓'溢阴为内关也。'此以寸口肺脉，而候三阴之五脏也。"

"赢，盈同。上文一盛二盛三盛，犹言一倍二倍三倍也，故人迎与脉口俱盛，至四倍以上，为内关外格。内关外格则亢盛盈满，无以复加，不能极于上天下地之精气，则死矣。此神脏形脏合于六气，六气贵得其平，经脉不宜亢盛也。"

于天星按语："关于'关格之脉赢，不能极于天地之精气'问题。赢，余也。极，尽也。本句经文意指阴阳偏盛，气血离居，血脉病过，不能尽得天地之精气，所以必死也。本来，此论首言天度，继论藏象，为何又在文尾专门论脉象呢？这正是天度藏象二者关系的综合说明。高氏解说颇为有理：'此神脏形脏合于六气，六气贵得其平，经脉不宜亢盛也。'这就是《六节藏象论》天人相应观点的基本内容。舍此不究，反就关格病因、病理、病证、脉体大加考证，实在本末倒置。这句经文放置文尾，堪称隽永，耐人寻味。"

第1讲 医话篇
脉诊评说

丹波元简《素问识》：

"【四盛以上为格阳】《灵·终始》《灵枢·禁服》并云：'人迎四盛，且大且数，名曰溢阳，溢阳为外格。'（王引《正理论》，与《伤寒论·平脉法》之文同）

【四盛以上为关阴】《终始、禁服》并云：'脉口四盛，且大且数，名曰溢阴，溢阴为内关。'

【四倍以上为关格】《终始、禁服》并云：'人迎与太阴脉口俱盛四倍以上，命曰关格。关格者，与之短期。'张云：'俱盛四倍以上，谓盛于平常之脉四倍也。物不可以过盛，盛极则败。凡脉盛而至于关格者，以阴阳离绝，不能相营，故致嬴败。（此本吴注，诸家作嬴为盈义）极，尽也。精气，天禀也。言不能尽其天年而夭折也。《脉度》篇曰：邪在腑则阳脉不和，阳脉不和则气留之，气留之则阳气盛矣。阳气太盛则阴不利，阴脉不利则血留之，血留之则阴气盛矣。阴气大盛则阳气不能荣也，故曰关。阳气大盛则阴气弗能荣也，故曰格。阴阳俱盛，不得相荣，故曰关格。关格者，不得尽期而死也。世人病此不少，历代医师，相传谬甚。夫所谓关格者，阴阳否绝，不相营运，乖嬴离败之候也。故人迎独盛者，病在三阳之腑也。寸口独盛者，病在三阴之脏也。其于关格之证，则以阴阳偏盛之极，而或见于人迎，或见于气口，皆孤阳之逆候，实真阴之败竭也。正以脉盛之极为无阴，无阴则无根，而孤阳浮露于外耳，凡犯此者，必死无疑，是皆酒色伤精所致。又以人迎在头，系阳明表脉，故人迎倍大者曰格阳。寸口在手，系太阴里脉，故寸口倍大者曰关阴。此以阴阳否绝，气不相营，故名关格，不可易也。若在尺为关，在寸为格。《难经》《平脉法》及李杲、朱震亨并从前诸注，皆如此。关则不得小便，格则吐逆。丹溪《纂要》竟立关格门，为病名。特言膈食与癃闭耳。'非此之谓也。简按：盖关格，言表里阴阳否绝之候。张氏仍马注，发其余义，尤为明确。然《脉要精微论》曰：'阴阳不相应，病名曰关格。'《史记·仓公》曰：'切其脉，肝气浊而静，此内关之病也。'则谓之关格为脉体。而非病名可耶。张氏《医通》立关格门，辨马、张二家之误尤详，当参考。

【不能极于天地之精气】滑云：'过乎中也。盖极者中也，不及则不得为中，太过亦不得为中。'简按：此说太异。"

伊泽赏轩《素问释义》："《考》云：'此节不与上文相接，恐他篇错简。'士栗君说亦同……济曰：'此段故人迎以下论脉，与上不相接，为他篇错出无疑。马、志以人迎气口为左右寸口而释之，此王熙以来之说，失古义矣。"

森立之《素问考注》："案：作'蠃'则属下句读之，言患者蠃败不能尽天地之期而死也。若作'嬴'属上句读，则言关格各四倍之脉者，盈大盛满之义也。后说是……'关格'二字，为闭拒之义。或以为脉体之名，或以为病证之义，共可通矣。注家解'关格'皆不明此理，故其所说亦皆不免为'关格'之疾耳。"

黄元御《四圣心源·卷三·脉法解·寸口人迎脉法》："气口者，手太阴经之动脉，在鱼际之下；人迎者，足阳明经之动脉，在结喉之旁。太阴行气于三阴，故寸口可以候五脏；阳明行气于三阳，故人迎可以候六腑。以太阴为五脏之首，阳明为六腑之长也。

脏阴盛则人迎小而寸口大，虚则人迎大而寸口小。腑阳衰则寸口大而人迎小，旺则寸口小而人迎大。《灵枢·禁服》：'寸口主中，人迎主外；春夏人迎微大，秋冬寸口微大，如是者，命曰平人。人迎大一倍于寸口，病在足少阳，一倍而躁，在手少阳。人迎二倍，病在足太阳，二倍而躁，在手太阳。人迎三倍，病在足阳明，三倍而躁，在手阳明。盛则为热，虚则为寒，紧则病痹，代则乍甚乍间。人迎四倍，且大且数，名曰溢阳，溢阳为外格，死不治。寸口大一倍于人迎，病在足厥阴；一倍而躁，在手厥阴。寸口二倍，病在足少阴；二倍而躁，在手少阴。寸口三倍，病在足太阴；三倍而躁，在手太阴。盛则胀满寒中食不化；虚则热中出糜，少气色变；紧则痛痹，代则乍痛乍止。寸口四倍，且大且数，名曰溢阴，溢阴为内关，死不治。'《灵枢·经脉》：'人迎与脉口（即寸口也）俱盛四倍以上，命曰关格，关格者，与之短期。'《灵枢·五色》：'人迎盛坚者，伤于寒；气口盛坚者，伤于食。'以气口主里，伤食则阴郁于内，故气口盛坚；人迎主表；伤寒则阳郁于外，故人迎盛坚。此诊寸口人迎之法也。寸口人迎之脉，载在经文，后世乃有'左为人迎、右为气口'之说，无稽妄谈，不足辨也。"

何梦瑶《医碥·卷之五·四诊\切脉·人迎气口》："按《内经》谓：寸口主中（寸口为太阴肺经脉，肺为脏，故以此通候五脏之气），人迎主外（阳明胃经脉也，胃为腑，故以此通候六腑之气。腑阳脏阴，阳外阴内，故寸口以候内，人迎以候外）。人迎本在颈下，夹结喉旁一寸五分，后世既废古人三部分诊之法，遂改候人迎于左手关脉，而名右手关脉为气口，与之相衡。谓气口大于人迎，为内伤饮食（以右关属胃也，此有理），人迎大于气口，为外感风寒（以左关属肝，肝主风也。然内风与外风无涉，于理未的），分主表里。虽与经意无异，而部位不同矣。犹之足少阴肾气，本于太溪诊之（在足内踝后五分，筋骨上动脉陷中），今则诊于两尺。足阳明胃气，本于趺阳（即冲阳，在足趺上，去陷谷二寸，高骨间动脉中）诊之，今则诊于右关也（张仲景每以寸口、趺阳、肾少阴并言，喻嘉言谓即寸关尺）。再按结喉旁人迎脉，怕大于两手寸口脉数倍，从无寸口反大于人迎者（经谓平人春夏人迎微大，秋来气口微大，恐非），此后人所以改候人迎于左关，以与右关较大小也。"

高校教参程士德主编《黄帝内经》分析：

"一、本节讨论了寸口与人迎对比诊脉法的问题，这种诊法目前临床虽然不常应用，但对某些疾病仍有一定的诊断价值，有待进一步研究。

二、关于本段是否错简问题，喜多村直宽栗士《素问札记》认为：'按以下与上文不属，疑为他篇错简。'但《素问集注》《素问吴注》则认为本段乃承上文三阴三阳而来，故认为文义皆顺，如《集注》云：'承上文而言人之脏腑以应三阴三阳之六气也。'《吴注》云：'上言六节藏象，此言六节脉象也。'两说并存以备考。

三、'关格'一词，《内经》除在本篇论及外，还见于《素问·脉要精微论》《灵枢·脉度》《灵枢·终始》《灵枢·禁服》《灵枢·经脉》等篇。综合各篇论述，格阳，或称溢阳、外格、格；关阴，或称溢阴、内关、关。关、格、关格三者的病机，均属阴阳不能相交互运行，因而病情危重，尤以'关格'为甚，如《类经·脉色类·二十二》所说：'夫所谓关格者，阴阳否绝，不相荣运，乖羸离败之候也。故人迎独盛者，病在三阳之腑也。寸口独盛者，病在三阴之脏也。盖太阴行气于三阴，而气口之脉，亦太阴也。阳明行气于三阳，而人迎之脉，在结喉之旁也。故古法诊三阳之气于人迎，诊三阴之气于寸口。'说明关格，既是代表了三阴三阳之脉象，也表示出三种疾病的证候。但自《内经》而后，文献对'关格'的记载多不一致，如《难经·三难》曰：'脉有太过，有不及，有阴阳相乘，有复有溢，有关有格，何谓也？……遂上鱼为溢，为外关内格，此阴乘之脉也……遂入尺为复，为内关外格，此阳乘之脉也，故曰复溢，是其真脏之脉，人不病而死也。'此在病机分析上虽然与《内经》同，但却以独诊寸口脉为诊法，这与《内经》人迎与寸口对比诊法有异；《类经·脉色类·二十二》又指出：'仲景宗（《难经》）之曰：在尺为关，在寸为格；关则不得小便，格则吐逆。'则不仅独取寸口为诊，又以关、格为具体病证；《诸病源候论》卷十四又谓：'关格者，大小便不通也。大便不通谓之内关，小便不通谓之外格，二便俱不通为关格也。'后世亦有谓'寒在上，热在下……脉两寸俱盛四倍以上'，'关格者，谓膈中觉有所得，欲升不升，欲降不降，饮食不下，此为横格'（《丹溪心法·关格》）。所论关格之涵义各不相同，惟就其病机为'阴阳否绝'观之，则诸说皆本于《内经》……

人迎与寸口对比诊法，是《内经》所载多种诊脉法之一，近年来国内外虽均有人使用，但应用疾病的范围较窄，理论探讨亦不够深入，有必要加以进一步研究。"

胡天雄《素问补识》说道：[人迎一盛]人迎与寸口合诊之说，《终始》《经脉》《禁服》《脉度》等篇中均有论及，其说大意是：寸口主内，主五藏，为阴；人迎主外主六腑为阳。春夏阳盛故人迎微大，秋冬阴盛故寸口微大。这就是所谓"脉口人迎应四时"的实际意义。及其发病，则有虚实之分。寸口候阴，凡阴经实证，寸口皆大于人迎，大一倍，病在厥阴；二倍，病在少阴；三倍，病在太阴。反之，人迎候阳，凡阳经实证人迎皆大于寸口，大一倍，病在少阳；二倍，病在太阳；三倍，病在阳明。阴经虚证则寸口小于人迎，阳经虚证则人迎小于寸口。如果寸口大四倍于人迎，且大且数，叫作溢阴，溢阴为内关。如果人迎大四倍于寸口，且大且数，叫作溢阳，溢阳为外格。不论内关和外格，都是危证。在治疗上，根据寸口人迎盛衰情况，或泻阳补阴，或泻阴补阳。如果关格之脉，同时并见，就会死不旋踵了，义详有关各篇。这是人迎寸口的诊断施治大法。但本篇与《终始》篇，较之其他各篇，尚微有不同：只言人迎寸口几盛，不言此盛于彼或彼盛于此。都有"人迎与寸口俱盛四倍以上"句。《终始》篇更有"内关不通""人迎与太阴脉口俱盛四倍"等句。

按：人迎是足阳明结喉两旁动脉，《灵枢·寒热病》篇已有说明；寸口即气口，是手太阴腕部动脉，观"人迎与太阴脉口"句，明明指出脉口属太阴，则后世'左为人迎，右为气口'之说，理论上没有根据，必另有见解。其次，正常人迎之脉，本来就大于寸口，《经脉》《禁服》等篇所说的彼此大小几倍，寸口脉一般是不会大于人迎的。可能是后人妄形加工所致，此处一盛二盛，按《终始》及本篇来理解，应该是对其本身而言，并非此大于彼或彼大于此，否则，"人迎与寸口俱盛四倍"句，将无法比较。其三，人迎与寸口俱盛四倍以上，且大且数，叫作关格。此时阳盛于外，阴盛于内，阴阳不得相荣，有彼此离决之势，故为死候。理论上虽如此说，但事实上盛大几倍，并无客观标准。而且，寸口脉盛大，也决非全是阴盛之脉，故越人《三难》以尺寸分关格。仲景脉法更明确提出："在尺为关，在寸为格；关则不得小便，格则吐逆。"使理论和实际结合起来，使《终始》篇"内关不通"落了实，实在是一大进步，张氏（注：指张介宾《类经》）讥之，盈篇累牍，不嫌辞费，自己又找不出满意的答案，徒然把事实上并不存在的东西，死死抱住不放，是没有意义的。如张注本节，前面说，"谓以人迎寸口相较，或此大于彼，或彼大于此，而有三倍四倍之殊也"；注后文又说"俱盛四倍以上，谓盛于平常之脉四倍也"。在同一节的同一个问题的注释中，前后矛盾如此？就说明了这个问题。何梦瑶《医碥•人迎气口》云："按：结喉旁人迎脉，恒大于两手寸口脉数倍，从无寸口反大于人迎者，此后人所以改候人迎于左关以与右关较大小也。"虽为调和之说，尚可从。

《素问补识》：［关格之脉羸］《新校正》云："详羸当作嬴，脉盛四倍以上，非羸也，乃盛极也。古文嬴与盈通用。"天雄按：《淮南•时则训》"天地始肃，不可以嬴。"注："嬴，盛也。"当从《新校正》。又马王堆三号汉墓竹简《养生方•天下至道谈》"精嬴必舍。"嬴即嬴；"气血充嬴"嬴即盈。盖嬴和羸，因形似而误；嬴和盈，因音同而假。脉嬴，谓脉道充盈，即上文盛字之意。王注"衰败"，张注"羸败"，是言关格之病，非言关格之脉矣。"

3. 小识

《黄帝内经》是现存最早、保存脉学内容最丰富的古代医学经典。有关脉学理论及诊脉方法的专论，就有《玉版论要》《脉要精微论》《平人气象论》《玉机真脏论》《三部九候论》《论疾诊尺》等篇，内容涉及脉诊方法、时间、部位及脉学的生理、病理变化等许多方面，比较全面地反映了当时的脉学水平。关于诊脉的部位和方法，记有"十二经诊法""三部九候遍诊法""人迎寸口诊法""尺寸诊法"，以及"尺肤诊""色脉诊""色脉尺诊"与色诊相结合的诊法等。

以上所列经文主要是"人迎、寸口对比诊脉法"，见于《素问•六节藏象论》及《灵枢经》中《终始》篇、《经脉》篇、《脉度》篇、《四时气》篇、《寒热病》篇、《禁服》篇、《五色》篇等经文中。由以上可以看出，《素问补识》分析得非常透彻、到位与客观实际。根据时贤胡天雄先生《素问补识》所云"正常人迎之脉，本来就大于寸口，《经脉》《禁服》等篇所说的彼此大小几倍，寸口脉一般是不会大于人迎的""理论上虽如此说，但事实上盛大几倍，并无客观标准""徒然把事实上并不存在的东西，死死抱住不放，是没有意义的"。所云甚是，当从之。那么历代注家之解是否皆强为之而解？

结合现代解剖学的观点，人迎脉即颈（总）动脉，寸口脉即桡动脉。一般情况下，无论从解剖管径，还是脉搏跳动力量、血液流量，颈动脉均大于桡动脉。现代医学认为，心脏骤停或人体生命结束、死亡时，大动脉搏动消失与否是一个重要指征，其中股动脉和颈动脉脉搏的触摸是一个客观指征，但并无桡动脉的触摸。何梦瑶《医碥·人迎气口》亦说道："结喉旁人迎脉，怕大于两手寸口脉数倍，从无寸口反大于人迎者。"如此说来，寸口脉是不能大于人迎脉的，而"人迎与寸口对比诊法"说之"盛者寸口大三倍于人迎""盛者寸口大再倍于人迎""盛者寸口大一倍于人迎"者等，本身合理否？经典理论的正确性是否值得怀疑？道理不辨自明，不言而喻。

故近代中医大家恽铁樵先生在其著作《群经见智录》中说道："吾侪今日读《内经》，当以怀疑的眼光读之，不当盲无别择，一味信仰，遇不可解之处，曲为之说。"

时贤赵洪钧先生亦在其著作《中西医结合二十讲》中说道："对不少《内经》篇章和经文，只有结合西医的有关知识才能真正理解……没有足够的西医知识，不少经典校释的要害处，只能永远模糊下去。"

［金　栋］

益气行滞法

临床中素体气虚为本，导致表气不通、中焦壅滞的患者很常见。经过不断摸索，本人应用益气行滞法治疗，疗效颇佳，愿与同道分享。言其为法，而不言其为方者，因法虽一定，而药可变通。故下方只是我个人喜用的一个范例，不必拘泥于所立的汤药，只要自己顺手皆可。

> 处方：生黄芪30～45g，苍术、白术各10g，紫苏叶5g，羌活5g，荆芥5g，川芎9g，陈皮9g，木香6g。

方中重用黄芪益气以开足动力，紫苏叶、羌活、荆芥、川芎走表通滞，木香、陈皮走肠胃导滞，引领气机升降出入间，可使血气得以贯通。故此方可升降人体气机，而后达到涤除痰湿等目的，即中医所谓治病求于本。此方适用于本虚标实之体，如气虚体胖之人，初可投以此方投石问路。

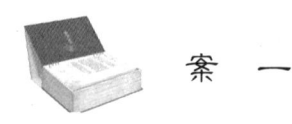

案 一

半月前查出卵巢巧克力囊肿（大小约5.0cm×5.0cm）求治。其人体胖，面部黄褐斑明显，易疲劳，饮食正常，睡眠不好，梦多，大便正常，尿频，怕冷，月经失常，量时多时少，经期前后不定，少腹痛而下坠，白带量多，色黄，有时候有味。妇科检查示宫颈糜烂Ⅱ°，小腹内有一坚实而无痛的肿块。脉沉弱，舌淡红、苔浮白。

此为气虚寒凝下焦，当予益气、温通、行滞之法治之。

> 处方：乌药15g，肉桂6g，白芥子20g，茯苓30g，海螵蛸15g，天花粉10g，乌梅20g，鸡血藤30g，白芷10g，黄芪45g，炒苍术、白术各10g，莪术15g，藁本5g，防风5g，荆芥5g，羌活5g，生甘草5g。

7剂，水煎服，每日3次，饭后1小时后服。

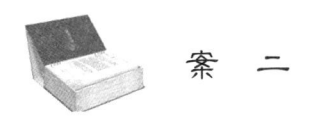

案 二

体胖，饮食正常，身体乏力，腿沉，偶尔心慌，睡眠尚可。大便秘，排便无力（半天排不出来），常伴偏头痛，小便正常。已婚已育，原月经量、周期正常，因1年前人工流产后，月经开始提前，月经量变少，经行小腹痛，3天净，色黑。舌体胖，苔白腻，脉沉。

治以益气行滞法。

> 处方：紫苏叶5g，羌活5g，荆芥5g，川芎9g，生黄芪30g，陈皮12g，茯苓18g，枳壳10g，厚朴12g，木香6g，苍术、白术各10g，炙甘草10g。

7剂，煎服，每日3服。

6月27日复诊：便秘改善，排便有力，头痛减轻，乏力明显好转。原方加当归10g，菟丝子20g，继服7剂。

［薛东庆］

《医方拾遗》续篇十则

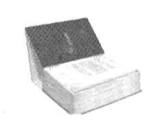

活血化瘀法在疼痛疾病中的运用

1. 外伤疼痛

初学医时,给我记忆最深刻的是外伤导致的疼痛、瘀肿、青紫,多以活血化瘀法治疗,取效很好,而选方用药多以桃红四物汤加味治疗。记得有一年我还在上学时,表哥被车轮压伤脚背后,脚背肿痛、青紫,不能行走,拍X线片未见骨折,回家后请父亲想办法,记得父亲开了几味药:当归25g,川牛膝15g,大黄15g,枳实20g,延胡索15g,乳香10g,没药10g,再辅以外用草药翻天印炒热外敷,不几日肿消痛止而愈。父亲虽然不是医生,但因为习武在跌仆损伤的治疗上很有经验。

2. 腰痛

在临床上,遇到腰痛固定不移,日轻夜重,转侧及仰俯不利,或放射至一侧肢体麻木疼痛者,我多选用身痛逐瘀汤加味治疗。

王某,男,44岁,汉族,已婚。诉腰痛7天,呈持续性酸胀痛,无放射,来我院就诊,做腰椎间盘CT示:腰椎间盘突出,遂给予中医治疗。舌苔薄白,脉弦,拟身痛逐瘀汤加味治疗。

> 处方：川芎15g，白芍30g，赤芍30g，桃仁10g，红花10g，秦艽15g，地龙15g，川牛膝15g，没药9g，独活15g，木瓜15g，桑寄生15g，炙甘草10g，当归15g。

服药5剂，症状若失，后继续服用5剂，随访1年，疼痛未再复发。

王清任在《医林改错》云："凡肩痛、臂痛、腰痛、腿痛或周身疼痛，总名曰痹症。"治疗选用身痛逐瘀汤，笔者治疗痹证日久，肌肉关节疼痛，固定不移，或关节僵硬变形，屈伸不利，有硬结瘀斑，舌质见紫暗或瘀斑者，此为痰瘀痹阻证，临床多选用身痛逐瘀汤加味治疗。

3. 心痛（冠心病）

对于心痛的治疗，现在的西医治疗多以扩张冠状动脉为主，再辅以活血化瘀的中成药，如丹参注射液、丹红注射液等静脉滴注治疗，效果颇佳。《蒲辅周医疗经验》一书记述了蒲老治疗胸痹、真心痛、心悸、怔忡的经验，现载录于此。"心绞痛、心肌梗塞（死）、心律不齐（失常），这些与祖国（中）医学的胸痹、真心痛、心悸、怔忡、心气不足、血不养心等有关，我在临床实践中治疗一些冠心病，初步认识到此类疾病多发于劳心过度，情志失调，饮食不节所致。冠心病属虚者多，属实者少，也有虚实互见，寒热错杂的。五脏六腑是相互依存，相互为用的，一有失和，就发生相侮相贼，不自然的病态。根据不同的情况，以辨证观点做出适合病情的处理，一般都获得好转，初期病轻者也能治愈。治疗原则：健强心脏，调其不平，补虚泻实，益气和血，顺气活血，抑强扶弱，避免破气破血而伤元气。这是我在治疗中的一得之愚。所拟治法，是以补为主，以通为用，故暂定名为双和散，仅作抛砖引玉，请同志们临床试验观察，再做进一步修改和补充。

> 双和散方：人参（党参亦可）三两，茯神一两，远志（甘草水浸一宿炒）五钱，九（节）菖蒲（米泔水浸炒）二两，丹参（甜酒浸炒）一两，香附（童便浸炒）二两，没药（麸炒）五钱，琥珀（另研）五钱，血竭（另研）五钱，鸡血藤五钱。

为细末和匀，每次服五分至一钱，空腹温汤下，日三次，如无血竭改用藏红花或红花，没药气臭味苦可改用川郁金一两。我院冠心病研究组适用于一部分患者，有一定疗效。笔者临床运用此方，多去掉没药、血竭、琥珀，加郁金、三七粉，效果亦佳。

4. 胃痛

治疗胃痛，属于瘀血阻滞者，痛处固定不移，如针刺、刀割样，食后或夜间为甚，选用焦树德老师的四合汤加味治疗。

> 处方：高良姜10g，香附10g，百合30g，乌药10g，丹参30g，檀香6g，砂仁6g，五灵脂10g，蒲黄10g。焦老在《方剂心得十讲》中谈到："良附丸、百合汤、丹参饮、失笑散，均为治疗胃脘痛的古方，但每方又各有特长，把这3个或4个药方合为一方，共治其所长为一炉，并互纠其短，发挥它们治疗胃脘痛的共济作用，故在临床上常常出现令人难以想象的奇效。"

5. 胁痛

在治疗胁痛方面，活血化瘀法占有重要的地位，胁痛多由肝郁气滞导致，气滞日久又易于导致血瘀，如《临证指南医案·胁痛》言："久病在络，气血皆窒。"临床我们最常见的是肝郁气滞日久，或外伤导致，或疱疹后遗留下的疼痛，这些多为瘀血阻滞气机，不通则痛，笔者临床选血府逐瘀汤加减治疗。

> 处方：当归15g，赤芍15g，川芎10g，桃仁10g，红花10g，柴胡10g，枳壳10g，延胡索10g，川楝子10g，郁金15g，乳香6g，丝瓜络15g，五灵脂10g，甘草6g。

6. 痛经

治疗痛经方面，以瘀血为主要表现者，其多为寒证，临床多选用当归四逆加吴茱萸生姜汤加味治疗。

> 处方：当归15g，赤芍15g，桂枝12g，木通10g，大枣10g，细辛3g，吴茱萸6g，生姜3片，益母草20g，香附子15g，延胡索10g，炙甘草6g。

在写这个痛经方的时候，我突然忆及在四川老家，在那艰苦年代的农村，妇女多有痛经之疾，而益母草这味药漫山遍野，老百姓就自己采摘益母草叶一把，与鸡蛋同煎食用，有很好的疗效。对于痛经的治疗，熊继柏老师多选用《金匮要略》之温经汤加味治疗，取效颇佳，临证时均可作为参考借鉴。

总之，活血化瘀法是根据《素问·阴阳应象大论》"疏其血气，令其调达，而致和平""血实者宜决之"的理论作为立论依据。其配伍多有行气之品，遵其"气行则血行，气滞则血滞"之机制。而临床根据疼痛部位不同，分别加以引经的药物，在头部者，佐以白芷、川芎之属，在胸中，佐以桔梗、枳壳；在胁肋部佐以丝瓜络、郁金；在下腹部佐以小茴香、乌药；在下肢佐以牛膝、独活；在辨别其寒热虚实的不同后，分别佐以清热药物，温经之品，通下药物，分别治之，取效多佳。以上累赘之言，实属个人临床、读书的体会，不能概全，望诸君同仁修正。

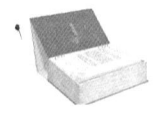

解表剂的煎煮法

在我实习的时候，跟师于一位老师，老师开了一个银翘散，嘱患者将药物煮沸后5分钟即可服用，当时总觉得时间短，5分钟能不能将其有效成分煎煮出来呢？我们一起来看看。《温病条辨》中说："连翘（一两），银花（一两），苦桔梗（六钱），薄荷（六钱），竹叶（四钱），生甘草（五钱），芥穗（四钱），淡豆豉（五钱），牛蒡子（六钱）。上杵为散，每服六钱，鲜苇根汤煎，香气大出，即取服，勿过煎。肺药取轻清，过煎则味浓而入中焦矣。病重者，约二时一服，日三服，夜一服；轻者三时一服，日二服；夜一服；病不解者，作再服。盖肺位最高，药过重，则过病所，少用又有病重药轻之患，故从普济消毒饮时时清扬法。今人亦间有用辛凉法者，多不见效，盖病大药轻之故，一不见效，随改弦易辙，转去转远，即不更张，缓缓延至数日后，必成中下焦证矣。"吴鞠通先生说银翘散不能煮得太久，因肺经的药物应该取其轻清之气，如煎煮时间过长，则药物味厚而少气，味厚入中焦，气少则不能达于肺经。我理解，银翘散其药物多为叶类、花类、茎类的药物，当然也有子类药物，质地疏松，味芳香，含挥发成分较多，易于煎煮出药汁，这不是主要原因，其关键在于银翘散已经制成散剂，更易于煎煮出药汁，若过煎则不能起到治疗效果。像桑菊饮，也是《温病条辨》中的汤剂，也是入肺经的方剂，其中也含有较多叶类、花类、茎类、子类的药物。吴鞠通先生说，"水二杯，煮取一杯，日二服。"可想，将2杯水煮成1杯水，肯定需要一定时间。并且在众多解表剂中，以根类、茎类、子类药物组成者较多，如辛温解表剂的桂枝汤、麻黄汤、加味香苏散等，这些方剂如果不久煎煮，其汁是不能煎煮出来的。

我们看桂枝汤煎煮法，"上五味子，咀三味，以水七升，微火煮取三升",将7升水煮成3升水,肯定需要久煎。麻黄汤为辛温发汗、宣肺平喘之剂,《伤寒论》原文云:"上四味,以水九升,先煮麻黄,减二升,去上沫,内诸药,煮取二升半,去滓,温服八合。"麻黄需先煮,其他药物煎煮时间也较长。

而《方剂学》中银翘散煎煮法:"香气大出,即取服,勿过煎。肺药取轻清,过煎则味浓而入中焦矣。"视为解表剂煎煮火候的通则,书中并未言及具体时间,我觉得实有不妥之处,临床若真遇到散剂且还需要煎煮,比如银翘散、荆防败毒散等,不宜久煎。但现在很少有用散剂再煎煮的,我临床上遇到用银翘散、桑菊饮一类的方剂,嘱患者煮开后再用微火煎煮20分钟,这样效果亦是很好的。试想,现在从药房买回来的药材,均是干燥品,若不煎煮时间较长,肯定无法煎出药汁,达不到治疗效果。由此可知,解表剂不宜久煎,是相对于根类、茎类、子类、矿物质等块状药物所组成的其他剂型而言,故医者灵活看待,病者正确操作。

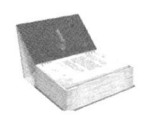

经方时方治咳嗽,妙在加减

李某,女,27岁,纳西族,云南大理人,因咳嗽2周就诊。患者初期出现发热,咳嗽,咳黄色黏液痰,X线胸片、血常规检查未见异常,经静脉滴注治疗3天后未再发热,但仍感咳嗽,咳少量黄色黏液痰,并开始感右侧胸痛,咳嗽时疼痛加重,来我处就诊,察舌苔黄微腻,脉浮,治疗选用桑贝止嗽散合小陷胸汤加减。

处方:桑白皮15g,川贝母9g,桔梗15g,百部15g,紫菀15g,陈皮12g,荆芥10g,白前15g,黄连9g,瓜蒌壳20g,枳壳15g,郁金15g,枇杷叶15g,炙甘草6g。

嘱患者服药2剂,每剂药服2天,5天后复诊,患者胸痛咳嗽大减,有轻微胸闷、气紧，舌苔薄白，脉浮，处方为杏贝止嗽散加减治疗。

> 处方：杏仁12g，川贝母10g，桔梗15g，百部15g，紫菀15g，陈皮12g，荆芥10g，白前15g，僵蚕15g，炙半夏15g，甘草10g。嘱服药3剂，病愈。

患者之疾，病程较短，诊断为外感咳嗽，且患者为外感后咳嗽，表现为一派热象，这是感冒疾病终末期的表现，临床比较常见，但此时我们是不是该选用桑菊饮、桑杏汤加味治疗呢？在临床上我们常发现此阶段的患者不见风热犯肺的症状，也不见燥热津伤的临床表现，若选用以上二方，效果多不显，故借用熊继柏老师的经验，运用止嗽散加桑白皮、川贝母治疗，名桑贝止嗽散，但此患者见右侧胸痛，咳嗽时疼痛加重，舌苔黄微腻，脉浮，故选用小陷胸汤合用，取效颇佳。患者经治疗后咳嗽虽减，但又感胸闷气紧，故又用止嗽散加杏仁、川贝母，命名为杏贝止嗽散，以止咳化痰平喘。

不管是中医或者西医，很大程度上都是经验医学（天才除外），怎样与患者交流、沟通，怎样察色按脉，怎样实行问诊，怎样辨证，怎样选方，都需要经验，需要多年的积累才能成为一名好的医生。

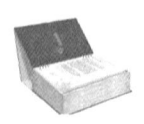

经方运用，再续半夏泻心汤

【案一】张某，男，42岁，有乙肝小三阳（乙型肝炎表面抗原阳性）病史10余年，未予治疗。

主诉：腹泻1个月余。患者近1个月余无明显诱因出现腹泻，每日3～4次，为黄色糊状便，无黏液脓血便，无里急后重感，无畏寒发热，曾在自治区某医院做各种检查未见异常，服用西药后有好转，但停药后症状又复发，遂来我院就诊。

刻诊：腹泻、腹胀，腹痛以脐周为明显，肠鸣有声，伴食欲下降，舌苔黄，微腻，脉细，予半夏泻心汤加味治疗。

> 处方：半夏10g，黄连9g，黄芩10g，干姜6g，党参15g，大枣10g，炙甘草6g，木香10g，建曲15g。服药5剂，服药当天，腹泻症状即好转，续服病愈。

【案二】李某，女，45岁，汉族。

主诉：胃脘部疼痛不舒2周，似有物堵住胸部、胃脘部，食欲可，大小便正常，舌苔黄，微腻，脉弦滑，给予做胃镜检查提示：糜烂性胃炎，心电图提示：心肌缺血，给予口服西药：雷贝拉唑肠溶片、铝碳酸镁咀嚼片、多潘立酮（吗丁啉）、复方丹参滴丸治疗1周，效果不显，遂劝其服用中药治疗。拟半夏泻心汤加味治疗。

> 处方：半夏10g，黄连9g，黄芩10g，干姜6g，党参15g，大枣10g，炙甘草6g，延胡索15g，川楝子10g，木香10g，陈皮10g，佛手10g。

患者服药5剂，疼痛明显好转，唯仍感上腹部胀满不适，如有物堵住感，查舌苔黄腻，脉弦，拟小陷胸汤加味治疗。

> 处方：半夏15g，黄连9g，瓜蒌壳15g，枳实15g，厚朴20g，黄芩10g，干姜6g，大枣10g，炙甘草6g。嘱服药5剂，患者5剂药服完，疼痛胀满全部消失，唯感睡眠欠佳，继续以上方再服用5剂，病愈。

笔者曾在《医方拾遗》一书中谈到此方的运用，但似乎有言犹未尽之感，故在此命名为"再续半夏泻心汤"。现在在医院坐门诊，接触的西医相对多，患者很大程度上是为了明确西医诊断而看中医，如果用中医糊里糊涂给他治好，很多患者会先质问医生："什么病就不知道怎么开药啊？"有时真叹服患者对于医学科学真理的追求之执着。第一例患者，有乙型肝炎病史，作为中医，千万不能用西医的观点来考虑问题，读《伤寒论》，对于半夏泻心汤临床应用有以下四点：痞、呕、鸣、利。此患者痞、鸣、利皆具备了，故直接选用了半夏泻心汤加味治疗，收到很好的疗效。第二例患者以痞满为主要临床表现，且舌苔黄腻，对于半夏泻心汤证的舌苔，笔者临床观察，多有黄腻、白腻或黄白相兼的表现，然根据现代医学的观点，患者有慢性胃炎，又有心肌缺血，而用中医的观点即为痞，故选用半夏泻心汤、小陷胸汤。半夏泻心汤是临床很常用的方子，用于治疗现代医学的肝胆胃肠道疾病，只要辨证准确，疗效很好。但临床运用本方，剂量不宜过大，过重反而效果不显，这是重庆名中医王辉武教授的经验，并提出宁可再剂勿重剂。笔者运用此方剂量亦较小，效果确实很好。马有度先生认为，慢性胃炎、消化性溃疡、神经官能症这些慢性胃病，以寒热夹杂、虚实互见的类型较为多见，所以常选用半夏泻心汤治疗。笔者受其启迪，治疗胃痛也多以此方加减治疗，或合金铃子散以行气止痛；或加陈皮、厚朴、枳壳、木香以行气除满；或加瓦楞子、贝母、海螵蛸以抑酸止痛，疗效颇为满意。

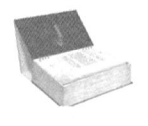

一种别样的郁证

张某，女，46岁，这位患者最初来我处治疗，不是来找我看病，而是买丁香、柿蒂治疗呃逆，听某电视台的节目，中医专家说治疗呃逆这两味药效果很好，遂来买药。我问明缘由后，察看了患者的舌苔，舌苔黄，劝其不要服用这两味药，患者执意要买来一试，我说如果效果不佳我可以另开处方，患者几天后来，说要让我把脉诊治。

主诉：全身各处自觉起包块，约鸡蛋大小，或在头皮部，或在四肢，或在腹部，伴有轻微疼痛，总之到处乱窜，以手指轻微揉搓或敲打后即可好转，但旁人皆不能见其包块之状。患者诉自去年一次生气后即开始出现这种症状，伴有咽喉部不适，呃逆，腹胀，纳呆，不寐，于是到处求医，效果皆不显，此次就诊见舌苔薄黄，脉弦，余症皆如前所述。拟丹栀逍遥散加味治疗。

> 处方：当归15g，白芍15g，白术10g，茯苓15g，柴胡15g，香附子15g，牡丹皮10g，栀子10g，郁金15g，酸枣仁30g，炙甘草6g，青皮10g，陈皮10g。嘱服药3剂。

患者服药后睡眠好转，包块游走频率减少，上方治疗有效，以上方继续服用6剂，上述症状明显好转，但感腹胀，纳呆，不知饥，舌苔薄黄，脉弦细，再以化肝煎加味治疗。

> 处方：牡丹皮10g，栀子10g，青皮10g，陈皮10g，枳实15g，白芍15g，泽泻15g，浙贝母15g，延胡索15g，川楝子10g，厚朴20g，佛手10g，合欢皮15g。

患者服药6剂，腹胀好转，食欲稍有增加，睡眠欠佳，舌苔薄白，脉弦，拟柴胡疏肝散加味治疗。

> 处方：柴胡10g，白芍15g，香附15g，陈皮10g，青皮10g，枳壳15g，浮小麦30g，大枣10g，酸枣仁30g，郁金15g，炙甘草6g，茯神15g。

患者服用15剂，症状得愈。
治疗期间患者曾出现舌苔黄腻，头痛头晕不适，给予龙胆泻肝汤加味治疗，总之这位患者以气机郁滞不畅为主要临床表现，或以湿热夹郁，或以郁而化火，或肝郁气滞，或肝气犯胃等证型出现，治疗总不忘疏肝解郁为主。治疗这个病，不但要医生有认识、诊断、治疗疾病的本领，更要患者积极地配合，如若不配合，服用二三剂后效果不显，就另投他法，这样就前功尽弃了。

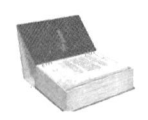

中医不是调理，而是治疗疾病

很多患者在疾病运用现代医学治疗无望的时候，被劝服用中药治疗，患者说："就是，我早想用中药调理一下了。"在很多老百姓的眼里，这个调理只是调治保养，而不是起主导治疗作用，甚至于根本谈不上治疗，基本等同于保健。此时我常会说，中医不是调理疾病，而是治疗疾病。甚至于在中医界里，很多同道也以此为称谓。其实医生首先应明确这一问题，并以自己正确的思想来感染和教育我们的患者以及身边的每一个人，让他们明白我们的中医学，为几千年的中华民族的繁衍昌盛、健康事业做出了不可磨灭的贡献，而誉为国粹，以至于在今天西医主导的社会环境中，中医能这样健康蓬勃地发展，其主要原因就是中医临床效果好，我们一起来看看这些病例。

【案一】吴某，男，46岁，反复牙龈出血1年余，口唇稍微用力即出血，伴口中血腥味，初期未予重视及治疗，今来我院门诊治疗，开口即要求做检查，以明确诊断，于是检查凝血功能、肝功能。下午患者拿着化验单来，一切都正常，遂劝其服用中药治疗，患者同意。

刻诊：舌苔黄，微腻，脉数，诊断：出血证，齿衄，胃火炽盛证，拟玉女煎加减治疗。

> 处方：大蓟15g，小蓟15g，藕节15g，白茅根15g，石膏20g，生地黄20g，知母10g，川牛膝15g，麦冬15g，茜草15g，黄芩10g，侧柏叶10g。

患者服药3剂，每剂药服2天，6天后复诊，患者诉出血明显好转，只有在刷牙时有少量出血，舌苔薄黄，脉数，嘱继续服用上方3剂，随访半年未复发。

【案二】敬某，女，46岁，诉腹痛腹泻伴里急后重感半个月。患者近半个月来无诱因出现脐周疼痛，痛则欲便，大便呈黏液便，或如鼻涕状，无脓血，前医以白头翁汤加减治疗5天，症状有好转，但停药后症状仍如前。

刻诊：舌苔黄腻，脉滑数，诊断：痢疾，湿热痢，拟芍药汤加减治疗。

> 处方：白芍20g，赤芍20g，黄芩10g，黄连9g，槟榔15g，木香15g，枳壳10g，薤白15g，延胡索10g，川楝子10g，当归10g，黄柏10g，炙甘草6g。

嘱患者服药3剂，以观疗效。6天后复诊，患者诉腹痛腹泻症状明显好转，每天解黄色不成形便2次，无黏液，无里急后重感，有轻微腹痛，伴食欲稍下降，舌苔薄黄，脉滑，继续以上方加焦山楂15g，嘱服用3剂，病愈。对于薤白这味药，虽为辛温之品，但其行气导滞的功能较好，与黄芩、黄连同用，则仍偏重于清热解毒，行气导滞；与木香、枳壳、槟榔同用更加大行气导滞之功，笔者临床运用，不管湿热、寒湿皆用之，效果较好。

【案三】某男，半年前右侧口僻，经治疗后好转，但总感面瘫一侧不适。此次发病为颜面部及眼睑水肿，伴皮肤绷紧，尤以患右侧皮肤拘紧，此次就诊时主诉颜面部水肿7天，其余地方皆无水肿，要求检查后再开药，做了相关检查，如尿常规、血常规、肾功能、血脂皆无异常，给予服用中药治疗。

刻诊：舌苔薄黄，脉浮，拟桂枝汤加味治疗。

> 处方：桂枝15g，白芍15g，生姜10g，炙甘草6g，大枣10g，葛根30g，蝉蜕10g，荆芥10g，防风15g。

嘱服药3剂，患者复诊时诉：水肿大减，且皮肤拘紧感也减轻，嘱再服上方3剂，病愈。此案患者虽然有舌苔薄黄，但患者主诉颜面部水肿、皮肤拘紧之寒象，此案实为口僻后期，患者平素感右侧面部不适，实为气血亏虚导致，今又感风寒之邪，导致气血痹阻，邪阻经络，而致局部水肿、皮肤拘紧等不适症状，选桂枝汤外以散风寒，内以化气和阴阳，故诸症得愈。

不管是医生，还是患者，大家有一个同感，就是："一座城市，一个乡镇，一片社区有一名好的医生，特别是好中医，不但能为老百姓治愈疾病，更会提高这座城市、这个乡村、这片社区的幸福指数。"

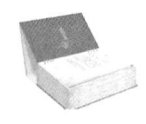

金实不鸣之失音

患者罗某，女，44岁，2015年3月11日初诊，声音嘶哑2天。患者来我处诊治时，声音嘶哑得只能靠手势来表达疾病情况。患者2天前突然声音嘶哑，伴咽痒、咳嗽，无痰，有轻微恶寒，不发热，无口干，无咽喉疼痛，查舌苔薄白，脉浮紧，此患者诊断为失音，为典型的风寒犯肺证，风寒之邪阻塞肺窍，肺气壅遏，失于宣畅，会厌开合不利，此即"金实无声"。拟三拗汤加味治疗。

> 处方：麻黄10g，杏仁10g，桔梗15g，射干15g，荆芥12g，薄荷12g，僵蚕15g，百部15g，紫菀15g，前胡15g，枇杷叶10g，蝉蜕10g，甘草6g。嘱患者服药3剂，以观疗效。

2015年3月14日，患者来诊时喜笑颜开，开口说话，自诉声音已经恢复正常，现咳嗽症状较为明显，咳少量白色黏液痰，舌苔薄黄，脉浮数，拟麻杏石甘汤合止嗽散加减治疗。

> 处方：麻黄10g，杏仁10g，石膏30g，桔梗15g，荆芥12g，僵蚕15g，百部15g，紫菀15g，前胡15g，川贝母10g，蝉蜕10g，甘草6g。嘱再服3剂。

2015年3月16日，患者服药后咳嗽明显减轻，嘱再服上方（第二次处方）3剂，病情得愈。

此案为感寒后声哑，临床以三拗汤解表散寒，再加前胡、桔梗、僵蚕、蝉蜕、射干宣肺利咽，诸药合用，解表宣肺，表邪去肺气和则声音自复。临床对于感冒后咳嗽，多有难以取效者，笔者常以止嗽散为基本方加味治疗，或与麻杏石甘汤加味，或加桑白皮、川贝母、半夏等，取效多佳。

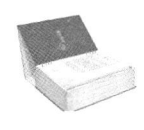

遇产后五积证，再读《幼幼集成》

汪昂在《医方集解》中将五积散归入表里之剂，如今的《方剂学》也将其列入解表温里剂中，本方被汪昂称其为"解表温中除湿之剂，去痰消痞调经之方""能散寒积，食积，气积，血积，痰积，故名五积"，足见应用范围之广泛。时人甚至有"一首五积散，房上不喊房下喊"之说，可见其受欢迎的程度。笔者将运用此方治疗产后五积证的思路笔录于此，供同仁参考。

几年前开诊所时，遇某妇人，35岁，产后5天，突患感冒，医治20余天，不见好转，一日欲乘车去县城诊治，时过我诊所，问及病情，诉头痛，恶寒，身痛，腰痛，下肢酸软，小腹胀满，恶露未尽，有时量较多，食欲缺乏，咳吐痰涎，睡眠欠佳，心下痞满，大便溏薄，小便时清时黄，口不渴，颜面苍白，脉沉细而迟。我表示此病可以治疗，患者家属甚喜，请我诊治。

从患者症状分析，产后三病：痉、郁冒、大便难，皆不是，其病程已20余天，由产后感受风寒所致，既有表证，又有里证，既有气滞，又有血瘀，体温脉搏未现热象，忆及《幼幼集成·保产论》。

"熟料五积散，此方专治妇人产后外感内伤，瘀血不行，痰凝气滞，头疼身痛，恶寒发热，心腹疼痛，寒热往来，似疟非疟，小腹胀满，伤风咳嗽，呕吐痰水，不思饮食，胸紧气急，手足搐搦，状类中风，四肢酸疼，浑身麻痹，凡产后一切无名怪证，并皆治之。

夫产后百节俱开，气血两败。外则腠理不密，易感风寒；内则脏腑空虚，易伤饮食；稍有不慎，诸证丛生。

古书有产后以大补气血为主，杂病以末治之之戒，后世莫不遵之。唯事滋补，不知风寒未去，食饮未消，滋补一投，反成大害。昧者犹以为药力未到，愈补愈深，死而后已。天下之通弊，莫此为甚！予昔于潭州遇师指授此方，按法治之，往辄裕如，不敢自秘，逢人口授，并曾刊板印送，于兹四十余载，活人莫可胜纪。但虑世人不悟，以为浅近之方，安能神应若是？故古人谓千金易得，一诀难求。予今诀破，庶狐疑顿释。方名五积者，谓此方能去寒积、血积、气积，痰积、食积也。今产后之病怯，正犯此五积，以五积之证，投五积之方，岂非药病相值乎！犹虑药味辛散，而以醋水拌炒，名熟料五积散，俾药性和缓，表而不发，消而不攻。方内所用肉桂解表逐寒，白芍和荣谐卫，苍术、浓朴走阳明而散满，陈皮、半夏疏逆气以除痰，芎、归、姜、芷入血分而祛寒湿，枳壳、桔梗宽胸膈而利咽喉，茯苓去饮宁心，甘草和中补土。大虚大怯者，加人参，微虚者可不用。共为温中散寒之妙剂，用于产后，无往非宜。"

该病与之正相合，遂给予熟料五积散，除白芷、桂枝之外，其余皆用醋炒后共用水煎服。患者服药3剂，诸症大减，后再以养血健脾之十全大补汤治疗，诸症得愈。

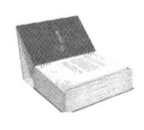

真人活命饮加减治疗乳癖

某女，45岁，自诉右侧乳房中有一包块已经2年余，有核桃大小，平常无感觉，按之微痛，后来逐渐增大，结块处时有疼痛，近半年两乳房中突出一块，形如"梳背"，宽约3指，按之有疼痛。患者近两年来形体逐渐消瘦，颜面亦见暗淡，月经差前错后，伴有白带增多，小腹、胁下均感胀痛，诊其脉，沉细而数，舌苔薄黄，质有裂纹。

乳房属阳明，乳头属厥阴风木所主，肝脏气盛血衰，藏血量少，土败木乘，非滋阴降火，不足以养血散结，非导痰行滞，不足以破血软坚，拟用真人活命饮合增液汤加减治疗。

> 处方：玄参15g，麦冬15g，生地黄15g，全瓜蒌20g，天花粉15g，浙贝母15g，白芷15g，昆布10g，海藻10g，夏枯草20g，蒲公英20g，乳香5g，没药5g。

取玄参、麦冬、生地黄入肝肾以养阴，全瓜蒌、天花粉、浙贝母涤痰饮，和阴阳以滋其燥，乳香、没药导滞活血托里，散结块，白芷理阳明之气以外出，昆布、海藻咸寒入肾，消瘰疬散结块，夏枯草、蒲公英清热解毒散结，共奏养阴散结，消肿定痛之功，本方连服20剂，肿块全消，后以香贝养荣汤，此方为《医宗金鉴》方，歌诀如下。

香贝养荣用四君，四物贝桔香附陈；

气血两虚宜多服，筋瘰石疽效如神。

治疗半个月，告愈。

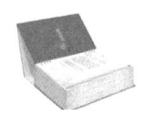

中医药在病房的运用

【案一】患者朗吉拉姆，女，51岁，已婚，藏族，那曲嘉黎县人，牧民，因"头痛伴恶心、呕吐1个月"收入我科。

患者1个月前无明显诱因出现左侧头痛，呈持续性胀痛，阵发性加剧，伴有头晕，左耳内疼痛，无耳鸣，恶心呕吐，呕吐物为胃内容物，无咖啡样液体混杂，并感乏力、纳呆、发热（具体未测），无心慌胸闷，无视物旋转，无意识障碍及肢体活动障碍，无咳嗽咳痰。患者于12月5日（入院前4天）在四川大学华西医院住院治疗，诊断为"侧颅底沟通性肿瘤、脑脓肿、左侧周围性面瘫"，拟行手术治疗，患者放弃手术，于12月8日出院，今日来我院就诊，门诊收住院。自发病以来，神志清，精神差，饮食及睡眠欠佳，大便3～4天一行，无黑粪，小便量少，体重下降明显（具体不详）。

既往有左侧面神经麻痹史8年，未规律诊治。高血压病及糖尿病病史，肝炎、结核等传染病，无手术及外伤史，静脉滴注氨基酸时头痛加重，末次月经43岁。已婚，爱人体健，育有二子，均体健。

查体：T：36.0℃；P：78次/分；R：19次/分；BP：130/80mmHg，轮椅推入病房，自动体位，查体合作，体型消瘦，精神差，瞳孔等大等圆，对光反射存在，左侧额纹消失，左眼闭合不全，口角右偏，张口困难，伸舌居中，咽部充血，左侧耳后皮肤溃烂，无脓液流出，颈软、无抵抗，双肺呼吸音清，未闻及干湿性啰音，心律齐，无杂音，腹部凹陷，剑突下压痛，无反跳痛及肌紧张，移动性浊音（一），四肢肌力可，生理反射存在，病理征未引出。

第1讲 医话篇

《医方拾遗》续篇十则

辅助检查：2014年12月5日四川大学华西医院检查结果（①头部磁共振：侧颅底沟通性肿瘤、脑脓肿、左侧周围性面瘫；②X线胸片：未见确切异常；③血常规：红细胞$4.91×10^{12}$/L，血红蛋白137g/L，血细胞比容0.4，血小板$253×10^9$/L，白细胞$8.88×10^9$/L，O型RH阳性，凝血全套未见异常，乙型肝炎五项、梅毒、丙型肝炎、HIV均阴性，肝功能：白蛋白38.7g/L，血糖：5.27mmol/L，BUN：2.1mmol/L，CREA：43μmol/L，尿酸：85μmol/L，血脂未见异常，电解质：钠134.8mmol/L，钾3.66mmol/L，氯93.4mmol/L）。

初步诊断：①侧颅底沟通性肿瘤；②脑脓肿；③左侧周围性面瘫；④慢性胃炎。

入院后我院给予美罗培南、奥硝唑注射液抗感染，并间断静脉滴注白蛋白、脂肪乳加强营养支持治疗。患者截至12月17日，头痛、恶心呕吐症状明显改善，后又感咽喉部疼痛不适，且始终精神较差，如厕时需家人扶持，左侧头、耳内疼痛不能缓解，大便1周未解。遂给予中药配合治疗。

刻诊：患者体型瘦羸，精神极差，动则气不足以息，左侧头痛、左耳内疼痛，口角㖞斜，舌质红而瘦小，舌上无苔，脉细软，此患者发病1个月，开始以头痛呕吐为主，虽经治疗，症状有好转，但现表现为一派气阴两虚证候，故以百合固金汤加味治疗。

> 处方：百合20g，生地黄15g，熟地黄15g，玄参15g，川贝母10g，桔梗10g，麦冬15g，当归10g，西洋参10g，火麻仁20g，炙甘草6g。

10剂，每剂煎成3包（每包量约200ml），每日3次，每次1包。再配以六神丸10粒，每日服3次。患者服完上述药物，大便通，精神明显好转，咽喉部疼痛、头痛明显好转，唯感左侧耳内疼痛缓解不明显。目前治疗有效，舌脉同前。治疗以香贝养荣汤加味治疗。

> 处方：西洋参10g，白术10g，茯苓15g，陈皮10g，熟地黄15g，当归15g，白芍15g，川芎6g，浙贝母10g，桔梗10g，香附10g，玄参15g，麦冬15g，火麻仁20g，炙甘草6g。

15剂，每日3次，每次服用1包，患者服药后症状明显改善，精神较好，食欲较好，大便1～2天一行，睡眠较好，唯感耳内疼痛，但较轻微，予第二次处方带药出院，嘱不适门诊随诊。

【案二】这是一位不寐、汗证的患者，病历书写用西医的模式写出。

患者阿旺仁青，男，56岁，藏族，那曲县人，退休职工，因"睡眠差3天"为主诉收入我科。

患者于3天前无明显诱因出现睡眠差，伴夜间出汗多，无头痛、头晕，无胸闷、气短，无寒战高热，无夜间阵发性困难，无肢体活动障碍，无腹痛腹泻，未治疗，今来我院求诊，门诊以自主神经紊乱收住院。自发病以来，神志清、精神可，饮食欠佳，睡眠差，二便正常，体重无明显变化。10年前患中耳炎、鼻窦炎。1年前右侧大腿骨折，行手术治疗。否认高血压病及糖尿病病史，否认肝炎、结核等传染病，无食物及药物过敏史，有吸烟史15年，每日3包，偶有饮酒，已婚，育有二女，无烟酒史。

查体：T:36.7℃，P：98次/分，R：20次/分，BP：150/100mmHg，精神可，步入病房，瞳孔等大等圆，对光反射灵敏，口唇稍发绀，咽部无充血，双侧扁桃体无肿大，双肺呼吸音清，双肺未闻及干湿性啰音，心界范围无大，心律齐，未闻及杂音，腹平软，无压痛，反跳痛及肌紧张，双下肢无水肿。生理反射存在，病理反射未引出。

入院后辅助检查提示肝功能轻度异常之外，X线胸片、甲状腺功能五项、血常规、红细胞沉降率、心电图、心脏超声检查未见异常。

初步诊断：自主神经紊乱。患者入院后西医给予艾司唑仑等药物治疗，但效果不明显，又口服安神补脑液，亦无效。

静脉滴注改善循环的药物、保肝药物，但失眠、出汗仍有，遂给予中医药治疗，患者失眠，每晚只能入睡3小时左右，伴上半身出汗，尤以胸背部、手心出汗较多，舌苔薄黄，脉弦，给予酸枣仁汤合温胆汤加味治疗。

> 处方：酸枣仁30g，知母10g，川芎9g，茯神15g，炙甘草6g，半夏10g，陈皮10g，枳实10g，竹茹10g，黄连6g，龙骨30g，牡蛎30g。

嘱患者服药7剂，以观疗效。患者服药3天后，睡眠明显改善，每晚能入睡5~6小时，出汗稍有好转。但患者因期间感冒后出汗又复作，舌苔仍薄黄，予柴芍龙牡汤加味治疗。

> 处方：柴胡15g，白芍24g，龙骨24g，牡蛎24g，茯苓15g，玉竹12g，浮小麦30g，酸枣仁30g，炙甘草6g，首乌藤30g，合欢皮10g。

患者服药1周，出汗症状明显好转。后带柴芍龙牡汤1周量出院。2周后随访，药服完后症状未再发作。

[田丰辉（百川千仞）]

中医传薪录——华夏中医拾珍

第2讲　医案篇

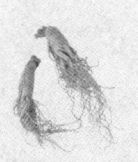

医案，顾名思义乃医者诊疗的记录，写法常严谨有序，文字多确切精练，理法方药贯穿一体。这里多是些常见病的诊治记录，读者可以效法，亦可从中借鉴治病的思路。每案如同美味小菜一碟，汇总即是一桌大餐盛宴，仔细品味，必有所得焉！

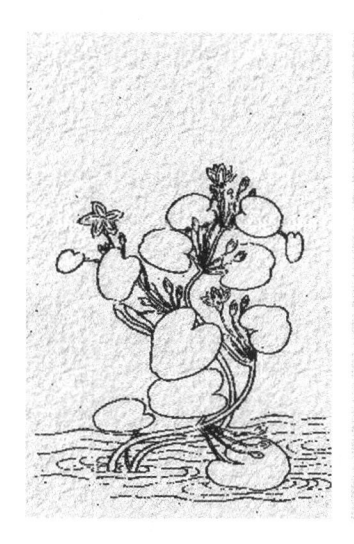

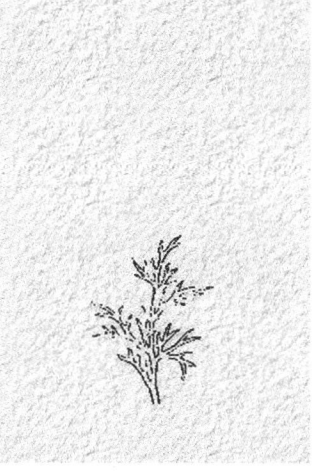

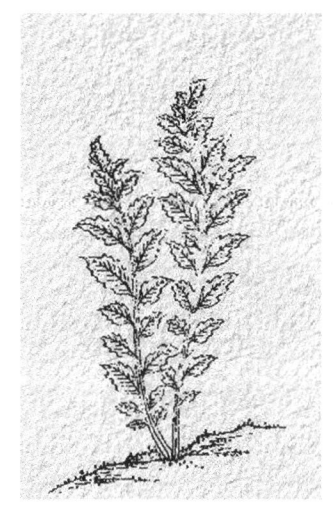

肝硬化验案

毛妇，39岁，菜贩。

因右胁疼痛去医院检查，谓"中度肝硬化"，住院月余，虽好转未愈，遂来我处，求中医诊治。其舌微青苔腻稍黄，脉微弦。此乃气虚浊生，气机受阻，久致血瘀，当益气活血化浊。

> 处方：黄芪15g，薏苡仁30g，白术15g，郁金10g，三棱10g，生鸡内金20g，莪术10g，枳实10g，山楂30g，延胡索15g，半枝莲30g，甘草10g。7剂，水煎服，每日1剂，分3次服用。

二诊：胀痛渐减，效不更方，又投7剂。

三诊：胁痛虽止，然肝硬化似宜久治方愈，处方缓图。上方去延胡索、枳实、半枝莲。续服近3个月，去医院复检，肝硬化已愈。

按：张锡纯谓：三棱、莪术，活血之柔剂，配黄芪不伤正气而活血之功倍增，故用之常服无弊。西医见肝硬化往往束手，中医辨证以益气活血实脾化浊治之，多获良效。

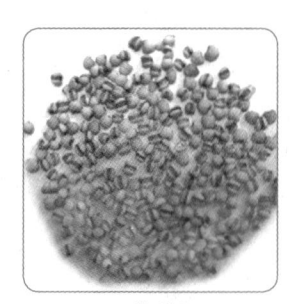

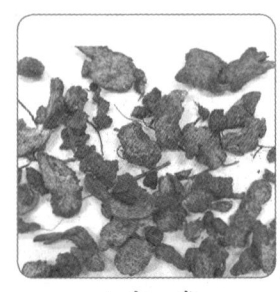

★ 薏苡仁　　　★ 白术　　　★ 枳实

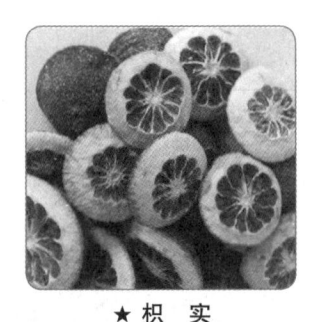

[王军（杏林一翁）]

脑中风案

岳父75岁，多年前发生脑梗死，经过治疗病情稳定。年轻时烟酒无度，得病后已多年不沾烟酒。十数日前，去乡下办事，吹了些凉风，早上吃牛油面又喝了些热黄酒，在家里坐着看电视，突然目盲无所见，过了几分钟又恢复正常。即刻头晕胀痛，左侧口角、眼睛抽搐，泛恶欲吐。其子急忙送来救治。

查血压180/110mmHg，摸脉搏有力，右弦左滑，看舌微胀大，苔白微腻。此有宿疾，有痰在经络不去，因外感、饮酒刺激欲发旧病。断为风痰上扰，阻碍脉络，宜祛风化痰，通行经络。

> 处方：桑叶20g，钩藤10g，刺蒺藜10g，白附子6g，制天南星6g，天竺黄10g，茯苓10g，甘草6g，生半夏8g，橘皮1个。2剂，生姜一疙瘩拍碎同煎，取药1200ml，温分8次服。

越二日，诸证俱减，血压也降，续服4剂收工。

按：温分8次服，是因为泛恶欲吐，故而小量多次服之。

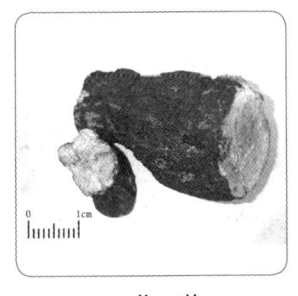

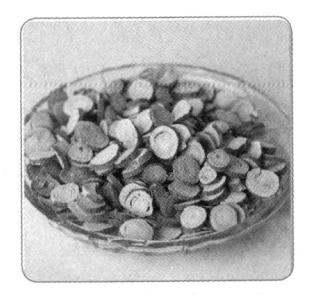

★ 茯 苓　　★ 甘 草

[樊正阳]

平凡中医柴胡剂验案

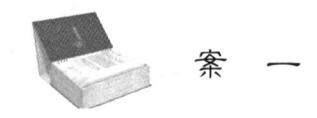

案 一

刘某，男，58岁。

腰痛，经本地一正骨名医治疗后，来我处就诊。正骨名医说是腰椎间盘突出，已经捏好，令服活血止痛消炎药，因其一家人之病皆在我处治愈，故对我非常信任，有病必来我处治疗。刻诊：腰痛，两臂膀痛，头一侧沉蒙不清，睡眠多梦，脉弦滑有力，肚脐左按之硬痛，食欲不好，大便次数时多。

辨证：大柴胡汤证兼痰湿瘀血证。

> 处方：柴胡30g，黄芩15g，半夏20g，枳实15g，白芍10g，大黄10g，茯苓15g，陈皮15g，石菖蒲10g，胆南星10g，远志10g，竹茹10g，莱菔子15g，白芥子10g，川牛膝30g，鸡血藤30g，丹参30g，泽兰30g。5剂。

二诊：服后头清晰，双臂不痛，睡眠好转，唯腰痛加重，憋胀不堪，几不能行走。又到正骨名医处，以为腰间盘又因动作不当而复发，名医说没有复发，疼痛加重是吃药的问题，且让他去找开药的医生。当他对我叙述完事情的经过后，我淡淡一笑说：没事，活血药药量小所致。然后，为其诊脉，其脉依旧弦滑。

辨证：小柴胡汤证兼痰湿瘀血证。

> 处方：柴胡30g，黄芩15g，半夏20g，党参15g，炙甘草15g，茯苓15g，陈皮15g，石菖蒲10g，胆南星10g，远志10g，枳实10g，竹茹10g，莱菔子15g，白芥子10g，川牛膝30g，鸡血藤30g，丹参30g，泽兰30g，土鳖虫10g。5剂。

服到第2剂即疼痛大减，走路轻快，稍显不适，脉弦滑。诊断与上同，打粉服用。

> 处方：柴胡30g，黄芩15g，半夏20g，党参15g，炙甘草15g，茯苓15g，陈皮15g，石菖蒲10g，胆南星10g，远志10g，枳实10g，竹茹10g，莱菔子15g，白芥子10g，川牛膝30g，鸡血藤30g，丹参30g，泽兰30g，土鳖虫10g，水蛭15g，乳香10g，没药10g。半个月量，冲服。

按：此证患者甚多，久治不愈者亦众。非此病不能治疗，乃辨证不准确使之然也。本案中，我按少阳不利、气血郁结、痰湿阻滞论治，取得了良好的效果。其中值得探讨的是大黄在痹证中的应用，一诊中用大黄，两臂痛痊愈，但腰痛却加重；二诊中改用小柴胡汤，加用活血之品，腰痛亦大见好转，终至痊愈。胡希恕说：尤其在骨质增生病中，加用大黄，会取得迅速良好的效果。不过，他说的是寒证，他说，术附中加大黄，可以泻寒。我基于他的论述，热证用之，可以泻热，这是我治痹证用大黄的理论基础，且屡用屡效。我遗憾的是此案二诊中因腰痛加重把大黄去掉了，是否继续加用会效果更理想呢？希望同道诸君有经验者，多多赐教，以解我惑。

案 二

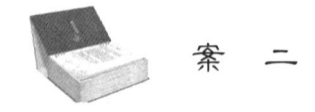

刘某，男，54岁。

胃中不适，多食则胀满，多眠，腰痛多年，阴天重，晴天轻，脉弦滑有力。

辨证：小柴胡汤证痰湿兼外感风寒湿。

> 处方：柴胡30g，黄芩15g，半夏20g，党参15g，炙甘草15g，茯苓15g，陈皮15g，石菖蒲10g，胆南星10g，远志10g，枳实10g，竹茹10g，莱菔子15g，白芥子10g，独活30g，透骨草30g。5剂。

二诊：服后除睡眠有所好转外，效果不明显，因细问，发现其有常心烦、呕吐之证。脉仍弦滑有力。

辨证：大柴胡汤证兼痰湿兼外感风寒湿。

> 处方：柴胡30g，黄芩15g，半夏20g，枳实15g，白芍10g，大黄10g，茯苓15g，陈皮15g，石菖蒲10g，胆南星10g，远志10g，竹茹10g，莱菔子15g，白芥子10g，独活30g，透骨草30g。5剂。

三诊：服后诸证大减，继服5剂以善其后。

按：此案可与上案参看，此案中加大黄乃效，不加大黄效果不明显，望有经验的同道诸君赐教。

案 三

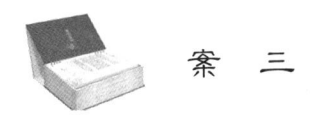

李某，女，43岁。

夜里做梦惊醒，出一身大汗，遂突发绕肚脐难受、泛恶，按之痞硬但无胀满感，身痛（浑身肌肉痛）难忍，酸软无力，阵阵恶寒，不发热，脚手逆冷，口淡无味，平日睡眠即多梦，且易惊胆怯，脉阳弦阴滑而虚。

辨证：大柴胡汤和桂枝汤兼痰湿证。

> 处方：柴胡20g，黄芩10g，半夏15g，枳实15g，白芍10g，桂枝10g，大黄10g，茯苓15g，陈皮15g，莱菔子15g，神曲15g，生姜15g，大枣6枚。1剂。

二诊：服后又添胃痛难忍，呕吐恶心。余证加重，脉弦。

辨证：小柴胡汤和桂枝新加汤证。

> 处方：柴胡18g，黄芩10g，半夏15g，党参10g，炙甘草10g，桂枝10g，芍药15g，生姜15g，大枣6枚。1剂。

三诊：服后，身痛发冷好转，胃痛腹痛稍轻，脚手温。诊脉弦滑。

辨证：上方证加痰湿。

> 处方：柴胡18g，黄芩10g，半夏15g，党参10g，炙甘草10g，桂枝10g，芍药15g，生姜15g，大枣6枚 茯苓15g，陈皮15g，枳实10g，石菖蒲10g，远志10g。1剂。

四诊：服后汗出一天，胃已不痛，自觉不适下移至脐周围，身已不痛，轻快。现证只有绕脐不适，嘈杂呕恶，疼痛很轻，痞硬又减。脉转弦滑有力。

辨证：小柴胡汤兼痰湿证。

处方：柴胡18g，黄芩10g，半夏15g，党参10g，炙甘草10g，生姜15g，大枣6枚，茯苓15g，陈皮15g，枳实10g，石菖蒲10g，远志10g，莱菔子15g。1剂。

服后诸证继续减轻，已不在床上卧养，但依旧感觉小腹内泛恶嘈杂，另，大便非常黏腻不爽。患者述，此病乃其老病，从未治愈过，吃什么药也没效果，都是等到自愈为止，医生们都说，没见过小腹里有这个症状的，别人都是在胃里，不知道怎么回事。诊脉弦滑，比昨天转小。继服1剂，痊愈。

按：此证凡四诊，转四方乃愈，颇费周折。初诊因恶寒、身疼痛，诊为桂枝汤证；绕脐按之硬痛，泛恶，脉有弦象而诊为大柴胡汤证；脉有滑象，又平日睡眠即多梦，且易惊胆怯，而诊为痰湿。故处以大柴胡汤加桂枝汤加祛痰湿之品。结果，服后病情加重。原因是误诊。第一，绕脐虽按之痞硬、疼痛，但无胀满感，不应是大柴胡汤证；第二，无汗出，不应是桂枝汤证，身痛、恶寒乃桂枝新加汤证，况且，其脉尚有虚象；第三，表证误用下法，故病加重。所幸患者乃我的妻子，诊治方便，否则，恐出大错也。刘渡舟经验，柴胡证，舌苔不黄，不可用大柴胡汤，因阳明尚未化热，脉滑而虚，乃伤津液之象，非痰湿占主导地位也，故二诊转为小柴胡汤和桂枝新加汤。三诊，身痛好转，但尚未痊愈，脉转弦滑，故又加温胆汤加味。四诊，脉弦滑有力，且患者汗出身痛愈，故去桂枝新加汤只用小柴胡汤和温胆汤加减而全病告愈。

诊病治病，本非易事，稍有大意，即出大错也，丝毫不敢马虎。另，我尚有一惑，刘渡舟经验，苔黄方可用大柴胡，而我曾多次苔不黄时就用此方,也同样取得了良好效果,看来,此方应用不可拘泥也。

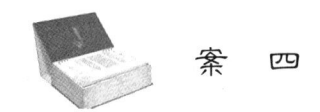

案 四

商某,女,学生。

胃痛呕吐不欲食2个月余,静脉滴注、肌内注射、服药无效,因影响到上学,故来我处求治。刻下症状如上,尚有口干舌燥,咽干晨起严重,失眠。舌可,脉弦滑有力。

辨证:小柴胡汤证和温胆汤证加生石膏。

> 处方:柴胡30g,黄芩15g,半夏20g,党参15g,炙甘草15g,茯苓15g,陈皮15g,石菖蒲10g,胆南星10g,远志10g,枳实10g,竹茹10g,合欢皮25g,白芍15g,生石膏30g,生姜3片,大枣6枚。3剂。

二诊:服后好转,多食则呕,胃尚痛,脉弦滑。

诊断同上。继服3剂。基本痊愈。

三诊:后又反复,寒热往来,胸闷不欲食,呕吐。脉如从前。

继服3剂上方。

四诊:变为恶寒,恶寒明显,绕脐按之硬痛,微微胀满,口干舌燥,咽阻,咳嗽,脉弦滑大有力。

辨证:大柴胡汤证和半夏厚朴汤证加生石膏。

> 处方:柴胡30g,黄芩15g,半夏20g,枳实15g,白芍10g,大黄10g,厚朴15g,茯苓10g,紫苏子10g,紫苏梗10g,杏仁10g,生石膏30g,生姜3片,大枣6枚。3剂。

服后无甚变化,继服3剂,还是如此,又服用3剂,泻下燥粪3枚,诸证方愈。

五诊：后又患感冒，胃病不再犯。但却手脚抽筋，频繁不断，吃钙片无效，无奈又来就诊。

刻诊：自觉晚上烦热口渴，喝水不解，舌红，口干舌燥，脉虚大。

辨证：下后热盛津伤，白虎加人参汤证。

> 处方：生石膏30g，知母15g，炙甘草15g，粳米30g，党参15g，白芍15g。3剂。

服后抽筋即愈，烦热口渴亦基本消失，后因实在不愿吃中药，未再来。

再见，其上学路上精神焕发，身体康健。

按：此案初诊亦效，但病情反复，后用大柴胡汤加减方才治愈。为何开始不用大柴胡汤加减？因大小柴胡汤都有呕吐症状，并且患者也未主诉其绕脐满胀，按之硬痛痞结，故失于泻下，而病不除根。可见，触诊在四诊中也是非常重要的，此案即见一斑，如果没有触诊，恐怕患者之病至今尚未痊愈矣。问诊尤宜详细，稍有疏忽，即辨证谬之千里矣。

下后，胃病痊愈，却又泻下阴伤，热邪弥漫，而抽筋不止，用白虎加人参汤和芍药甘草汤治愈，经方之不欺人也！万病不出《伤寒论》，其真乃我国古代劳动人民智慧之结晶也。

另：阳明腑实也恶寒，临证当仔细鉴别。

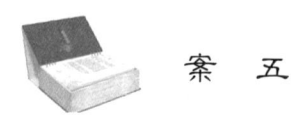

案 五

靳某，男，40岁。

患食管炎多年，且多食易饥，来我处就诊。

刻证：胸骨后疼痛难忍，不能食硬食物，稍硬即吞咽疼痛困难，经西医治疗稍有好转。唯多食易饥，刚吃完饭1小时，就要再进饮食，否则就出虚汗，几乎虚脱，痛苦异常，劳动常带着点心，以备不时之需。按之绕脐痞硬疼痛，脉象弦滑。

辨证：大柴胡汤证合抵挡汤证。

> 处方：柴胡30g，黄芩15g，半夏20g，枳实15g，白芍10g，大黄10g，水蛭6g，虻虫6g，桃仁10g。5剂。

服后，多食易饥基本痊愈，胸骨后疼痛也非常轻，几乎无甚感觉。继服3剂，以巩固疗效。

按：《伤寒论·阳明病篇》第257条：患者无表里证，发热七八日，虽脉浮数者，可下之。假令已下，脉数不解，合热则消谷善饥，至六七日不大便者，有瘀血，宜抵挡汤。胡希恕经验，此条说明嗜食证、中消证皆与瘀血相关，所论确然，应用临床不虚也。为我们治疗糖尿病和嗜食证又开了一个新法门。

另：滑脉主痰，主热，也主瘀血，因无痰湿证，故不加化痰之品。

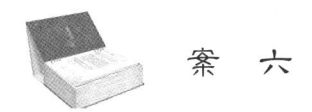

案 六

赵某，女，46岁。

因身体左半侧肿胀麻木，前来就诊。自述此病自己已治疗2年有余，无一点效果。中药西药，服用无数，几近于绝望。

刻诊：身体左侧肿胀厉害，手尖麻木，小便量少，多眠，疲乏无力明显，性情急躁，咽干，月经量少，几近于无，且经前憋胀难受。腹中自觉满胀，大便不爽，特别怕热，常致热晕。脉弦洪滑，舌红。

辨证：大柴胡汤证兼痰湿证兼瘀血证。

> 处方：柴胡30g，黄芩15g，半夏20g，枳实15g，白芍10g，大黄10g，茯苓20g，陈皮15g，石菖蒲10g，胆南星10g，远志10g，竹茹10g，莱菔子15g，红花10g，桃仁10g，益母草30g，泽兰30g，丹参20g，生石膏60g。

前后共服用37剂，痊愈。其间，脉不洪大后，减石膏。余药基本无变化。

按：此例脉弦，腹胀满，咽干，疲乏无力，大便不爽，辨为大柴胡汤证；脉滑，多眠，辨为痰湿证；月经量少，经前憋胀，辨为瘀血证。少阳阳明不畅，痰湿瘀血阻滞，故肿胀小便不利而量少，手尖麻木。由于辨证准确，所以一方而愈。

由上可知，病症有主症，有并发症。辨证论治，应该辨其主症，若辨其并发症，恐难有愈期矣。如此病，若只从肿胀着手，恐难以取效也。

另：痰湿证可有三种表现：一是失眠多梦；二是多眠；三是小腿不宁、烦。三者皆脉滑，是其指征。

[李盼广（平凡中医）]

早泄案

案 一

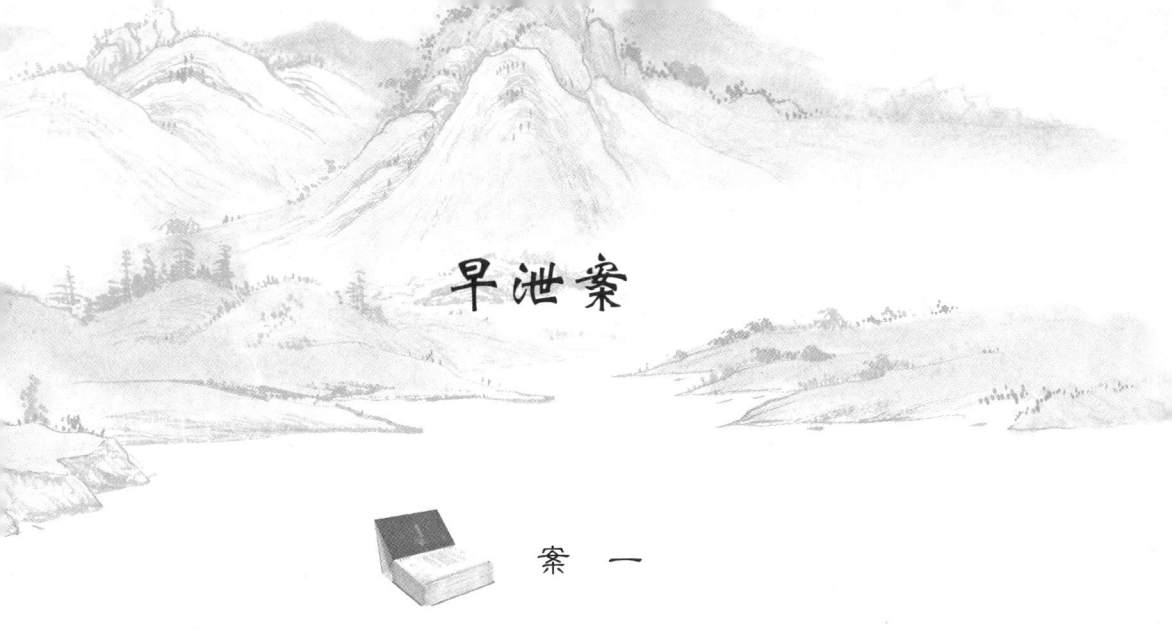

尚某，男，28岁，成都人。

既往病早泄，怕冷等症状，遇火神派医生给予附子1剂一两百克，以至两三百克。患者服用四五个月，体重减轻20斤左右，早泄、怕冷并无明显缓解，反而出现头晕不能站立的症状，此症状严重影响了患者的生活和工作，故去年上半年来我处求诊。患者疲倦，大便偏软，解起来尚爽快，晚上睡眠多梦。舌淡红而胖大，苔黄白微腻。两手脉弦细略长，中取始得。

先从益气聪明汤考虑，以此方加二陈汤、钩藤、刺蒺藜等，患者服此方刚开始一周效果尚佳，后即疗效不显。

从舌象而言，胖大一般多痰湿，而脉弦细多主阴伤，考其服药史及体重的减轻，皆伤精血的明证。阴损及阳及气，所以前方用益气聪明汤治疗，会有短期疗效，而阴伤终归是最根本的原因。而普通的养血柔肝之法，多是增加痰湿的治法，此患者如果简单养阴柔肝能解决，估计也不算什么难治之症了。因为脾为至阴，为五脏提供精微物质。补气升阳从脾阳治疗无效，可从脾阴论治，给予患者人参、炒白术、茯苓、白扁豆、生谷芽、白芍，口干加芦根，以养脾阴；用温胆汤化痰祛湿，加天麻、钩藤、刺蒺藜平肝，稍佐丹参或刘寄奴之类活血。后来半年多时间基本以此方调整，变化不大。3个月后基本不头晕，半年后体重增加十多斤，早泄也得到缓解，大便基本成形。

另治疗重庆一患者，因遗精被服大量清热药后，遗精缓解，而出现极其头晕、乏力，不能工作，基本只能卧床休息。先予补脾阴、化痰、祛湿、平肝，后用益气聪明汤加味，2个月多时间头晕、乏力基本消失，能正常工作、生活。

按：五脏皆有阴阳，脾也不例外。脾阴为脾之阴液，是脾阳的物质基础，这个可与肾阴肾阳类比。而湿为病邪，脾阴为脾之生理性物质。如湿邪困脾，当然应祛湿醒脾；脾阴不足，当养脾阴，治疗当随症而施。养脾阴当以甘淡实脾，如痰湿困脾而养脾阴，甘味当然会生痰生湿。所以当辨证为准，如案中脾阴不足又兼痰湿，当两治之，各行其是，如案中所述。

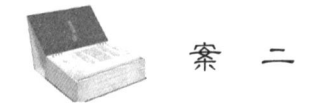

案 二

马某，男，30岁，山东人，在内蒙古工作。

患者勃起不坚、早泄，勃起时间不足1分钟。患者形体壮硕，身材高大。18岁时开始感觉阴囊潮湿，19岁时开始手淫，较频繁，一直未戒掉。尿不尽，尿分叉，尿痛，记忆力下降，阴囊潮湿。大便经常不成形，呈喷射状。患者之前服用补肾加清热利湿的处方，效果时有时无，极不稳定。于去年6月初来成都找我治疗，舌淡红、苔白腻，舌苔结得比较致密，舌底静脉粗大、紫暗。脉濡滑有力，兼有弦象。

治疗先从湿气下陷，湿气入下焦络脉考虑，以柴芩温胆汤合三甲散，平胃散加升麻、葛根、白芷。患者服后感觉疲倦，于是调整处方，在此基础上加人参、白术，疲倦稍好，但小便刺痛，乃再加瞿麦。其间曾因大便干燥、肛门痛等症状换为柴胡类方剂，后改为升阳益胃汤合三甲散加茵陈、益智仁等，小便稍有好转。辗转治疗至年前，以张介宾化肝煎合三甲散、柴芩温胆汤、附子理中汤加升麻、葛根为主治疗，患者大便开始成形，小便症状大幅度缓解。春节期间同房据说比较满意，具体勃起时间不详。春节后又来诊一次，舌苔变薄，脉象有所收敛，处方已是不断复诊修订的结果，改无可改，乃小其剂量，嘱患者坚持服用。

按：与马某病情类似的，还有河南的"飞越"、上海的"独步天下"（此二位均为网名），年龄均在30岁左右，患勃起不坚和早泄，体型、舌脉也大致类同。"飞越"来蓉治疗前，曾经误治后头晕不能坚持工作。患者口苦，脉弦滑有力，给予黄连温胆汤加菊花、钩藤、刺蒺藜，头晕逐步缓解，后以柴芩温胆汤合三甲散，头晕、口苦基本缓解，再加理中汤或附子理中汤，勃起、早泄均好转，据告之同房时勃起时长达10分钟。上海的"独步天下"亦先以柴芩温胆汤合三甲散，后加理中汤或附子理中汤而勃起障碍和早泄好转。唯一需要说明的是，即使问题明确，用方无误，也需要3个月甚至半年以上的时间才能有很好的疗效。另外刚开始好转后，宜不同房3个月以巩固疗效。

再按：或问：舌体胖大苔腻为湿邪困脾。在众多的利湿、燥湿、芳化中药中哪些祛湿而不伤正？脾阴虚除脉弦细外，是否有其他判断标准？男科疾病我所知道的有从补肾阳治疗，有从补肾阴治疗，还有从脾胃治疗，能不能谈谈选择不同的治疗方法的依据？

答：药都有偏性，重在以偏纠偏。如果湿气重者，用祛湿之品，即为扶正。如单纯正虚者，祛湿之品则会伤正。气虚阳虚夹寒湿者，砂仁祛湿而能收纳元气，可以称之为祛湿而不伤正，但是对血虚阴虚而言，仍然不能避免伤正。所以个人观点，不在于找到万能的药，而在于准确识证及恰当用药。

脾阴虚，一般认为以纳食不化，皮肤干燥，肌肉消瘦，痿软无力，甚则肌肉萎缩，偏废不用，或手足烦热，溺少便秘，舌红少苔，脉细数或涩等为特征。现代名医蒲辅周曾概括道："脾阴虚，手足烦热，口干不欲饮，烦满，不思食。"前者概括过于教条，蒲老所言更易把握。但就临床而言，男科患者体型瘦，或短时间体重减少十几二十斤，或补肺肾之阴无效者，考虑从脾阴虚论治。另脾阴虚腹泻者并不少见，所以前面提到的便秘属脾阴虚，过于片面。

男科病，到底从哪儿论治，一是基于辨证，二是从肾阳、肾阴治疗无效，考虑从肝脾论治。是我的一点体会。这些与医生的经验有关，只是我习惯这样治疗，不代表就最好。别人能从其他途径治疗有显效，我也很想学习的。

〔刘平（悬壶先生）〕

前列腺痛症

案 一

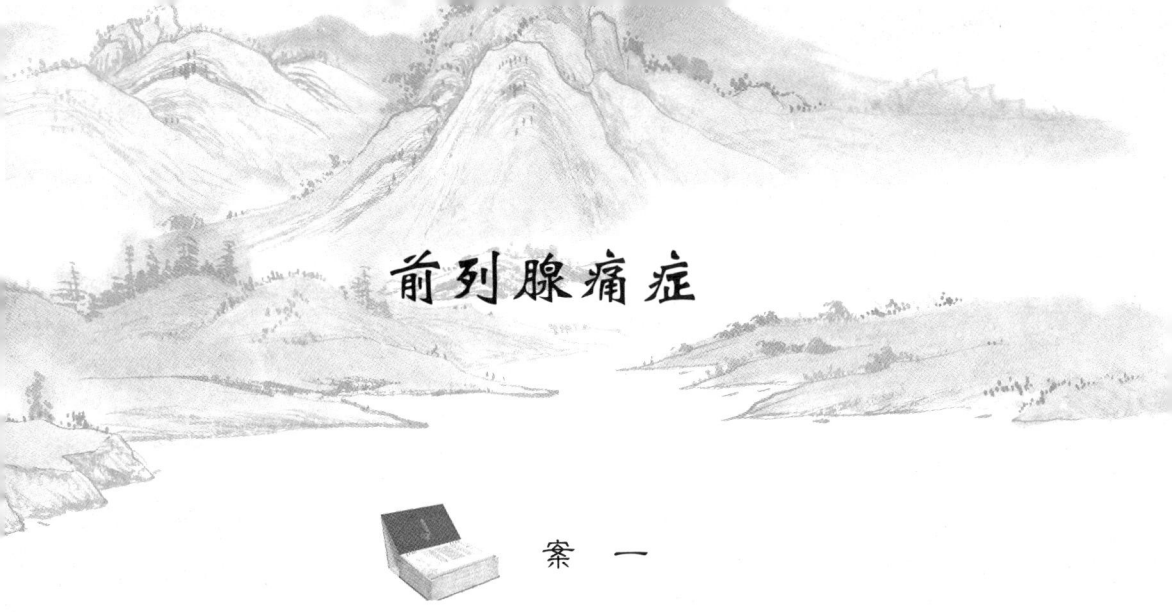

周某，男，40岁，重庆人。

去年春夏之交，经他的一位医生朋友推荐来我处治疗。该患者先在他这位朋友处治疗，刚开始治疗有效，后即不效。这位朋友看过我在论坛上写过的文章，建议患者来我处治疗。

患者以前列腺痛为主症，坐、立皆感小腹、会阴、大腿、骶部不适，而以坐位最为不适，只有采取上身后仰，而双腿抬起的坐位，会稍感舒服。患者体型胖，肉手。口干，大便基本成形，解起来不爽快。舌红、苔黄腻，以舌右侧更腻，舌底静脉粗大、弯曲、紫暗。脉弦滑有力，兼有濡象。考虑湿热走入下焦血络。以柴芩温胆汤合三甲散、二妙散。患者服之即开始缓解，约2个月后，前列腺不适症状基本消失，但是舌象、脉象都未完全好转。

到长夏季节，患者受湿，又有所反复，仍以柴芩温胆汤合三甲散为主，加四妙散、藿香、厚朴、冬瓜仁等，又缓解。入秋以后受凉腰部不适，柴芩温胆汤合三甲散，加二妙散、独活等。后入冬，大便变软，加理中汤或附子理中汤等，勃起、早泄均有改善。现在患者半个月或1个月仍会来成都一诊。

案 二

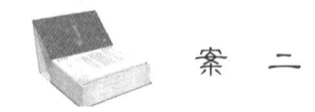

冷某，男，28岁，四川人。

患者前列腺痛，排便不畅若干年。胀痛不适感主要以两侧少腹为主，生气后加重。大便不畅并非黏滞不爽的那种感觉，是肠道蠕动缓慢的感觉。如果大便通畅，小腹胀痛不适的感觉就减轻。患者体型瘦高，既往有长时间手淫史，排小便尚无不适症状。胃纳一般，无胀满等不适的感觉。容易疲倦，不耐劳作。舌淡红、苔厚腻，以根部为甚，苔色黄白相间，中部略黄，舌底静脉粗大、紫暗、纡曲而长。两手脉弦长偏细，而尺脉弦而有力。

患者去年春末夏初开始就诊，考虑尺脉弦而有力，下焦郁证，给予升阳散火汤、升阳益胃汤等方药无效，以三甲散合六君子汤亦无效。后思患者体型偏瘦，属于阴虚体质，过用风药当耗气伤阴，虽有黄芪、白术等偏于温热，利于阳而不利于阴，所以无效。改为养阴之剂亦效果不显。后从疏肝、养脾阴、祛下焦湿着眼，方用逍遥散加人参、炒白术、白扁豆、生谷芽等养脾阴，合封髓丹祛下焦之湿。口干加芦根，口苦加黄芩。患者服用此方后症状逐渐缓解，至今年开年以来，小腹不适基本缓解，大便也比较通畅，体力有所恢复，腻苔退掉约一半，尺脉有力缓解。但是生气后仍有少许不适，目前仍一两周来诊一次。

［刘平（悬壶先生）］

遗精案

案 一

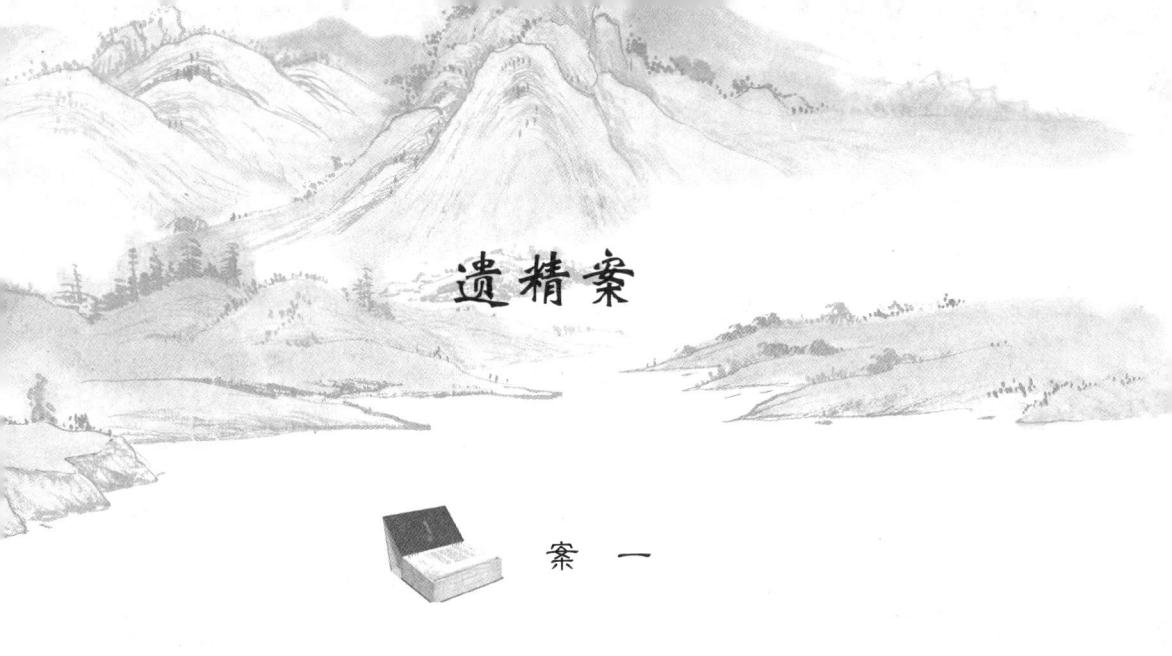

王某，男，23岁，湖南人。

患者遗精每周1～2次，去年冬天到成都来诊一次，大便偏软，每天1～2次，解起来爽快。舌淡红、苔薄腻，黄白相兼；脉弦，舌底静脉暗而长。予三甲散合六君子汤不效。后又联系我，在网上改处方一次，去掉三甲散，将六君换为养脾阴之品，加桑叶、菊花、牡丹皮、赤芍，仍不效。今年开年后我开始上门诊，患者即又从湖南赶来求诊。舌脉仍如上述，问患者是否平常容易生气、冒火，患者答曰是。即以张介宾的化肝煎加养脾阴之品，如人参、炒白术、茯苓、白扁豆、谷芽，患者即一周内不遗精。后一周言有腰酸等不适症状，即在前方基础上加川续断、菟丝子、苍术、黄柏等，第二周仍未遗精。第三周大便已基本成形，脉亦变缓，将菟丝子去掉，换为菊花、枸杞子，第三周仍未遗精。因患者家中有事需回去处理，临走时已有口苦、舌苔变腻变黄趋势，于是给予化肝煎加养脾阴之品加柴胡、黄芩、佩兰之类带方回家。

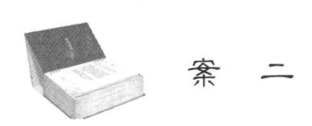

案 二

邓某，男，32岁，安徽人。

患者遗精四五年，迭治无效。今年夏末秋初来蓉租房住下请我诊治。既往有长期手淫史，具体时间不详。体型偏瘦，面色晦暗无光泽。遗精每周二三次到四五次。劳累、吃辛辣后容易遗精。胃纳一般，口干，神疲乏力，腰酸腿软，大便偏软，每天1～2次，略有不爽感，小便尚可，夜晚多梦。舌淡红、苔腻黄白相兼，两手脉浮弦细长，按之不足，尺脉浮象明显。

把脉后我坦言，这种舌象、脉象的男科病，治疗比较困难。患者表示理解，愿意耐心地配合治疗。从体型与脉象而言，应从阴虚考虑；从舌象与大便而论，是气虚夹湿气甚重。腰酸膝软，常规看作肾虚；神疲乏力，一般做气虚看。到底从何处开始施治，确实颇费思量。经反复询问患者是否有头晕之症状，患者明确告之从来没有头晕过。于是考虑先从脾虚湿气下陷开始治疗，因为舌苔厚腻，所以健脾之品少用，祛湿之品多用，方选二术二陈汤合解肝煎加升麻、葛根。

处方：升麻6g，葛根12g，炒白术12g，炒苍术12g，陈皮8g，法半夏12g，茯苓15g，紫苏梗、藿香梗各12g，厚朴6g，砂仁6g，白芍10g。3剂。

二诊：患者服用3剂后，遗精1次，诸症同前，唯舌苔退掉约一半。原方再进3剂。3剂后来诊，口干加重，大便稍成形，又遗精1次，舌苔变薄，黄白相兼，脉象仍同前。于是转为东垣清暑益气汤加减。

处方：升麻6g，葛根12g，黄芪10g，人参5g，炒白术12g，炒苍术12g，青皮、陈皮各8g，神曲10g，泽泻10g，黄柏6g，白芍10g，麦冬12g，五味子6g，佩兰10g，生甘草3g。3剂。

三诊：患者服药3剂，期间未遗精，口干缓解，疲倦及腰酸膝软缓解，大便进一步成形。加刺蒺藜12g，再进3剂。诸症进一步缓解，仍未遗精，但是脉象不变，舌苔比原来变厚。处方换为东垣的益气聪明汤合温胆汤。

> 处方：升麻6g，葛根12g，蔓荆子6g，黄芪10g，人参5g，炒白术12g，炒苍术12g，白芍10g，黄柏6g，陈皮8g，法半夏12g，茯苓15g，枳壳6g，竹茹6g，生甘草3g。3剂。

四诊：服用3剂后，未遗精，舌苔进一步变腻，再进3剂，遗精1次。后换为第一诊方。

此后处方的变化，不出上述三方。即舌苔厚腻时用一诊处方，舌苔变薄后，口干时用二诊处方，口不干时用三诊处方，在使用二诊、三诊处方时，偶尔加川续断、菟丝子这二味平补肾气、固涩下焦之品。调治近3个月，遗精时间延长至1～2周1次，或者是服药期间不遗精，未服药期间的三四天遗精1次。或步行两三个小时，或吃辛辣火锅，当晚会遗精。

虽然遗精状况有所好转，但是脉象仍变化不大，浮弦而细长，所以不敢轻言胜利就在眼前，也不敢给患者轻许治愈的诺言。3周前，患者脉象突然好转，变为沉细而缓，让我大喜过望，乃告之患者脉象好转甚多，坚持治疗，或可痊愈就在眼前，患者也甚欣慰。当然这不全是治疗之功，也有冬主收藏的时令之功。虽然是假天之力，但于患者能解除遗精之痛苦，也算医生尽到了责任。后续待舌苔稳定在薄或薄腻时，补脾土生肺金，肺金司其收敛之职，即当能痊愈。最后用参苓白术丸巩固即可。

按：此案目前仍在治疗中，虽未痊愈，但已进入坦途，只需花一些时间与耐心而已。就我的临床体会，男科病中，这种脉象加厚腻舌苔的，是比较难取效的。因为杂病中浮脉虚证多，弦主郁证，细主阴伤，长为有热，如果舌苔薄，治疗相对简单，但是加上一堆厚腻舌苔，治疗即很掣肘，不得法的治疗多半是按下葫芦浮起瓢。此例对于探索这类男科病的治法，做出了一些有益的探索。首先排除肝阳上亢，即大胆按有舌苔先治疗舌苔的原则进行。因大便偏软，每天有时超过1次，故判断气机总体趋势是向下的，选用化痰祛湿加升提的方法，待痰湿祛除大部分后，改用益气养阴兼祛湿的清暑益气汤，是比较符合病机的治法。清暑益气一法，在于补脾土生肺金、补肺金生肾水，方中有祛湿、运脾的治法，以保证生脉一方发挥作用。因治疗在化源之上，所以避开了直接补肾的滋腻之品。最后，口不干时，已不是清暑益气汤证，随症转为益气聪明汤升阳举陷，用温胆汤化痰祛湿。三方中都用了白芍，清暑益气汤中将当归换为白芍，结合风药，兼顾疏肝柔肝的作用，故坚持治疗，待冬天收藏令行时，脉象即变为沉细而缓。因以前治疗这类男科病疗效不佳，此例今有些许进展，特录之以飨读者。

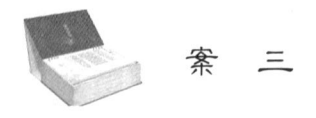

案 三

邵某，男，23岁，浙江人。

去年秋末冬初来成都治疗。患者既往有长期手淫史，遗精大约一两周1次，大便不成形，有时爽快，有时不爽快。血压极高，经常收缩压在180～200mmHg。高血压无家族史，考虑跟手淫后的影响有关。患者形体健壮，肌肉结实。舌体胖大，色淡红、苔黄腻乏津液，舌底静脉粗大、紫暗。两手脉濡滑有力而大，浮中沉均如此。

先予二术二陈汤加升麻、葛根、柴胡，效果若有若无，也无不适感觉；再服三甲散合六君子汤，效果也仅平平。后即坚持给予二术二陈汤加升麻、葛根、天麻、钩藤、刺蒺藜、丹参、生山楂之类，遗精延长为约每月1次，头晕、血压都有所缓解。

去年冬至左右，患者受凉后腹泻加重，脉变为极沉细无力，先给予七味白术散和砂半理中汤解表，后给予张介宾的胃关煎治疗腹泻。腹泻虽然止住但是大便仍偏软，且出现遗精。脉象变为沉濡略数，力度稍差。血压当时在160～170mmHg。考虑湿气下陷，下焦虽空，但是服用胃关煎时，稍有所填补，乃放胆用东垣升阳益胃汤原方，加重化痰祛湿的力度，稍佐丹参、刘寄奴等活血。患者服用此处方后，大便逐渐成形，头晕缓解，血压降至正常范围，也未再遗精。因未同房，早泄是否缓解不得而知。年前一周带升阳益胃汤加减回浙江，并议来年再来治疗。昨日告我已到成都。

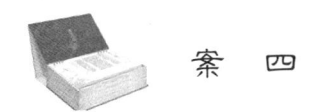

案 四

施某，男，23岁，浙江人，求学于成都。

患者既往有手淫史，遗精，每月一两次。去年冬季来诊，初诊时诉遗精虽不频繁，但每次遗精后头脑空痛，后脑勺处为甚，腰部酸软无力，不遗精时以上症状较轻。过去一年体重减轻十余斤，容易疲乏，不耐劳作，眼睛有时感觉模糊。体型偏瘦，面色偏黑无光泽。大便偏软，小便尚可。舌淡胖、苔薄白腻，舌底静脉尚正常，但舌底更白，几乎无血色。脉两关濡滑略大，寸尺俱不足。患者描述既往服补肾药，遗精时间间隔缩短，每遗则出现前述症状。

征之舌脉症状及服药史，考虑可以东垣益气聪明汤加化痰药治之，乃给予益气聪明汤合二陈汤加菊花、刺蒺藜。患者服药疲倦稍缓解，两眼视物模糊缓解，遗精未作。后在此基础上加枸杞子、菟丝子之类平补肾气之品，也未遗精。后一个多月时遗精一次，头痛腰酸症状亦比以前稍好。冬至之后，天气渐冷，将益气聪明汤改为升阳益胃汤加平补肾气之品两三味，一直效果尚好。该患者放寒假前来诊一次，以升阳益胃汤加山药、白扁豆、生谷芽等养脾阴之品带方回家服用。最近来诊一次，两手脉变为濡滑而带弦象，给予化肝煎加六君子汤，患者说服药期间半夜感觉要遗精，突然惊醒，发现少量遗精，既往遗精后头脑空痛感极轻微，腰酸没有发作。追问患者未遗精时间，回答已达79天。服化肝煎加六君子汤后脉象已不弦，考虑此方以降为主，可能是导致遗精的原因，遂换回年前的方药治疗。目前仍每周来诊一次。

〔刘平（悬壶先生）〕

不孕不育症

案 一

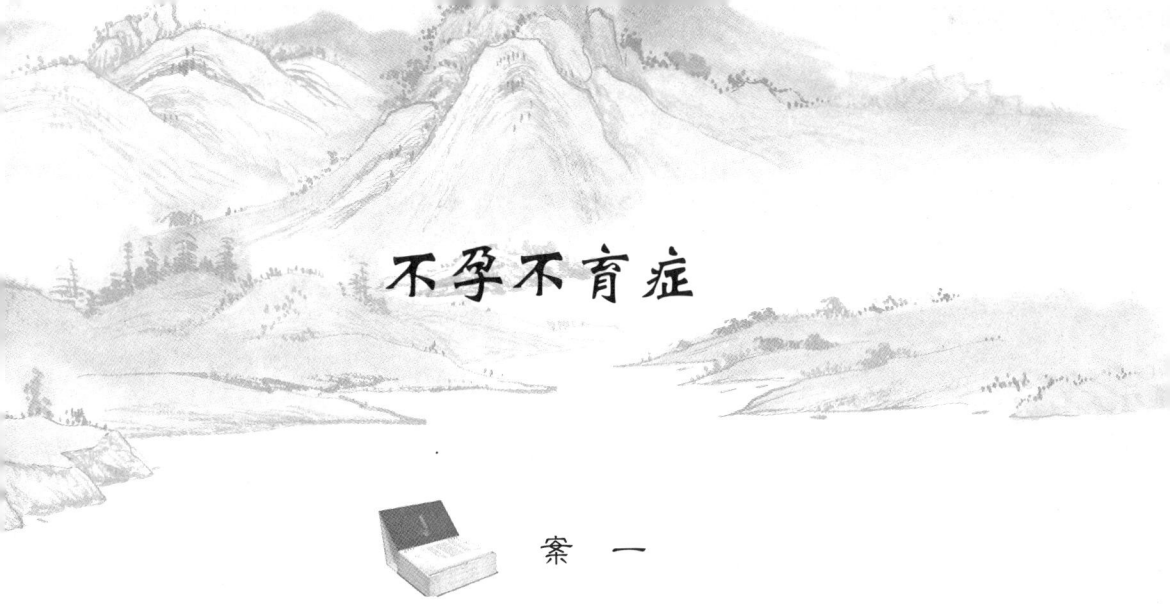

葛某，男，52岁，王某，女，33岁，均为湖北人。

同房数年不孕，去年7月来诊。葛某诉容易疲倦，口干，血脂偏高，血压正常，平时脾气偏急，未进行过精液常规检查；舌淡红、苔薄黄微腻，脉弦；给予柴平汤加白芍。王某舌淡红苔腻，脉滑，考虑痰湿阻滞胞宫，给予苍附导痰汤加白芥子。因精子的生长周期是70余天，嘱咐他们入秋后再来就诊一次。后患者回湖北后反映，葛某服药后，仍容易疲倦、口干，于是将处方调整为清暑益气汤去当归加白芍，约1周后告知，口干、疲倦大为缓解。1个月余后打电话告诉我，经医院检查女方已妊娠。

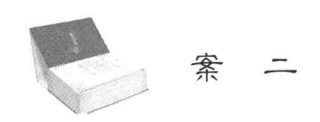

案 二

吴某，男，41岁，李某，女，31岁，均为浙江人。

去年秋天经朋友介绍来诊，二人体型都偏胖。男方经精液常规检查，A＋B级精子少于30%，其他指标基本正常。舌淡红、苔白厚腻，脉濡滑。给予藿朴夏苓汤合清震汤加柴胡。李某有时口干口苦，血糖偏低，舌脉与其先生相似，可能与共同生活、饮食结构、作息规律相同有关。给予柴苓温胆汤加苍术、香附、神曲、生山楂等。初诊后患者又来诊几次，服药无其他明显不适，均觉得比以前轻快的感觉，处方主体结构未做过较大调整，只是随症调整一些药物。大约2个月后，患者告知经医院检查已妊娠，现已孕5个月。

〔刘平（悬壶先生）〕

急性腹泻

临床中，腹泻的病案非常常见，下面列举两个病案以飨同道。

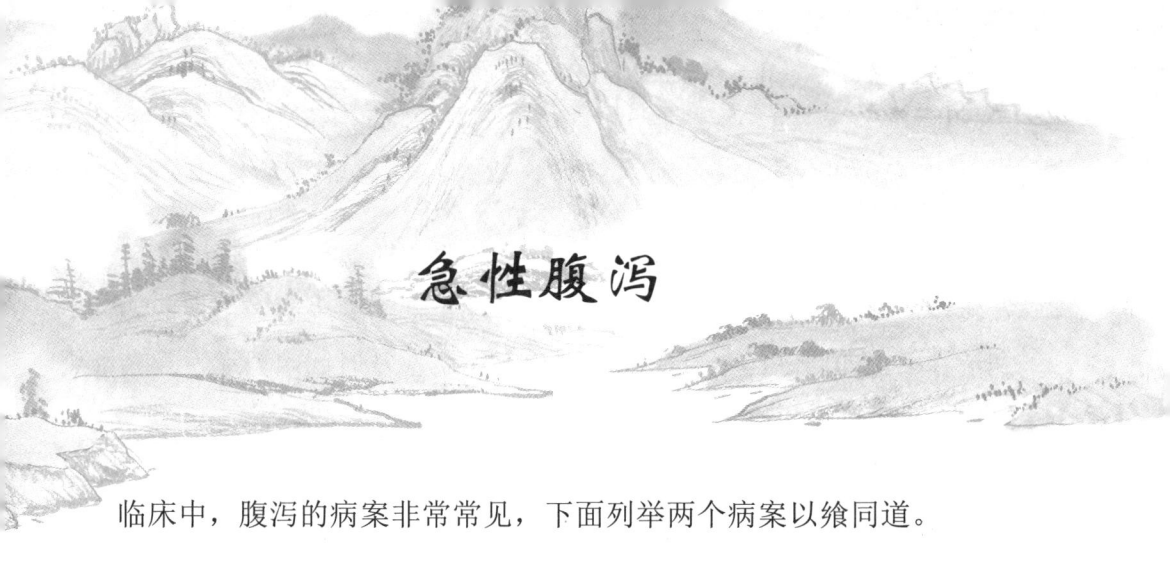

案 一

患者，女，41岁。

2014年10月2日晚，同朋友餐馆聚餐后，是夜腹痛明显，无腹泻。第二天早上月经点滴而出，腹痛停止，但出现水泻，泻时无腹痛，无里急后重感，只是每次如厕时即水泻不止，稍腥臭，无黏液。自服小檗碱（黄连素）后无好转，一日内水泻八九次，舌淡，苔白，脉浮弦无力，无咳及流涕，纳呆，又自服附子理中丸，服后至晚腹泻稍止，又出现发热，体温38℃，身痛。因担心晚上再腹泻，于23：00到医院看急诊。急诊测量体温为38.9℃，血液检查白细胞数值不高，中度贫血，大便有少量白细胞，予静脉滴注葡萄糖盐水，并静脉滴注氧氟沙星。一夜并无腹泻，体温恢复正常，月经量正常。第三天早上（10月4日）出院。回家后，中午开始呕吐，吐出物是昨天中午和晚上没有消化的食物，并又出现水泻不止，伴有手足冷，腹冷。舌淡，脉浮数无力。根据上诉症状，急与附子理中汤。

处方：淡附子30g，党参30g，干姜30g，白术30g，炙甘草30g。

服后腹部、手足逐渐回暖，水泻停止。继服2剂巩固疗效后，转服附子理中丸善后。

按：本病初起为脾胃虚寒引起的霍乱。初期服用附子理中丸后已经好转，误用西医抗生素治疗，导致疾病加重，病入少阴，出现四逆，下利清谷不止的四逆汤证，病情非常危急，所幸及时回阳救逆，没有继用抗生素，否则后果不堪设想。

《伤寒论》引文如下。

问曰：病有霍乱者何？答曰：呕吐而利，此名霍乱。（381条）

问曰：病发热，头痛，身疼，恶寒，吐利者，此属何病？答曰：此名霍乱。霍乱自吐下，又利止，复更发热也。（382条）

霍乱，头痛发热，身疼痛，热多欲饮水者，五苓散主之；寒多不用水者，理中丸主之。（385条）

类似病案参考：陈某，50岁，家住大西门。陡然腹痛，吐泻大作。其子业医，投以藿香正气散，入口即吐，又进丁香、砂仁、柿蒂之属，亦无效。至黄昏时，四肢厥逆，两脚拘急，冷汗淋漓，气息低微，人事昏沉，病热危急，举家仓皇，求治于余。及至，患者面色苍白，两目下陷，皮肤干瘪，气息低弱，观所泻之物如米泔水，无腐秽气，只带腥气，切其脉，细微欲绝。余曰：此阴寒也。真阳欲脱，阴气霾漫，阳光将熄，势已危笃。宜回阳救急，以挽残阳。投大剂四逆汤，当晚连进两剂，冷服。次早复诊：吐利止，厥回，脉细，改用理中汤加附子而康。

按语（原按）：是岁霍乱暴发流行，死者不计其数，时医投藿香正气散、六和汤之类罔效，以四逆、理中得救者数百余人。作者业医以来，目击霍乱流行二届，一为光绪三十年乙巳岁，一为民国二十四年乙亥岁。该病所发，来势猛烈，发病急骤。有人上午还在做事，下午患此病致死。死者沿门皆是。察其所因，均属阴寒为患，治宜照仲景师法。清·王孟英着《霍乱论》，分寒热二种，治此者，宜慎辨。（引自：湖南省老中医医案选，1978：24）

案 二

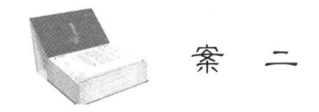

患者，男，37岁，2014年11月19日。

前一晚食用过期的香肠后，于次日早晨出现腹痛、呕吐、腹泻。呕吐严重且连续不止，甚至呕吐出胆汁，口渴，但饮后即吐。腹泻为水泻，色黄，无黏液。伴随恶寒发热，偏头痛。无汗出及背痛，无咳嗽及流涕，无口苦，舌红，苔白腻。右脉滑疾力弱，左脉沉滑数，脉率100次/分。追问病史，过去几天曾有流涕，背酸痛，小便调。

辨证：急性胃肠炎，太阳阳明合病。

> 处方：葛根汤：葛根12g，麻黄9g，桂枝6g，白芍6g，生姜9g，炙甘草6g，大枣6g，姜半夏12g。1剂。

加水1000ml煮至300ml，3次分服。嘱患者服药汗出后即停服。

患者服1/3剂后微汗出，仍腹痛，再服1/3剂汗出畅，腹痛腹泻停止，即停药，休息一天后，痊愈可以正常上班。

按：本病诱因为食用过期香肠，在诊断时，很容易误用葛根芩连汤，虽然腹痛腹泻严重，口渴，脉沉滑数，舌红，一派胃肠热证，但仍恶寒，无汗出，太阳症状明显，所以选方葛根汤。口渴，饮后即吐，但无汗且小便调，也非五苓散证。

伤寒论原文引述。

太阳病，项背强几几，无汗，恶风，葛根汤主之。（三一）
太阳与阳明合病者，必自下利，葛根汤主之。（三二）
太阳与阳明合病，不下利，但呕者，葛根加半夏汤主之。（三三）
太阳病，桂枝证，医反下之，利遂不止，脉促—作纵者，表未解也；喘

而汗出者，葛根黄芩黄连汤主之。（三四）

中风发热，六七日不解而烦，有表里证，渴欲饮水，水入则吐者，名曰水逆。五苓散主之。（七四）

总结：临床中腹泻虽然为常见病，但切不可因常见而忽视其多样的病因，导致用药错误，贻误病机，甚至威胁患者的生命。

[蓝衣居士]

外感案

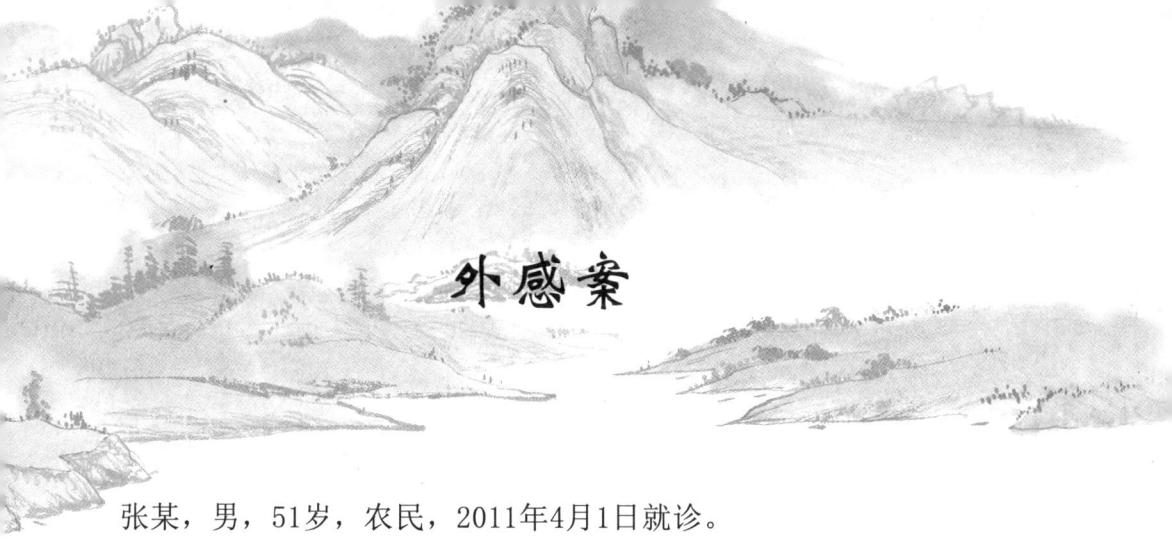

张某，男，51岁，农民，2011年4月1日就诊。

主诉：1个月前，不慎受寒后出现发热、恶寒、流涕、咳嗽、头痛等症状，曾先后口服双黄连口服液、抗病毒口服液、清开灵胶囊等药物，并静脉滴注抗炎抗病毒等药液后，病情迁延不愈。

刻诊：现见发热微恶寒、头痛、胸胁满闷、咳嗽、纳呆乏力、口苦、舌淡红苔白、脉弦浮等症状。

辨证：为太阳、少阳合病。

方药：拟柴胡桂枝汤加减。

> **处方**：柴胡20g，黄芩10g，半夏10g，人参10g，桂枝15g，白芍20g，防风15g，川芎15g，杏仁10g，甘草6g，生姜15g，大枣7枚。煎服。

服1剂后，病去其半；又服3剂后，症状基本消失。

按：《伤寒论》97条："血弱气尽，腠理开，邪气因入，与正气相搏，结于胁下。正邪相争，往来寒热，休作有时，嘿嘿不欲饮食……小柴胡汤主之。"本条讲的是"伤寒"因正气不足而侵犯少阳的病机：正气（气血阴阳精津）不足，营卫失谐，腠理不密，邪气乘虚入侵，与正气相搏，发为少阳病。此案，因外感失治，迁延日久，正气已亏，故邪入少阳。虽有月余，太少证在，依旧用柴胡桂枝汤加减施治，效佳。

［吴建华（wujianhua）］

腹胀案

吕某，男，68岁，因腹部胀满2个月就诊。

主诉：自述2个月前不明原因地出现腹部胀满、痞闷不适，经中西医诊治未能获效。胃镜检查提示有慢性胃炎；腹部彩超探查腹部提示胃肠胀气。

刻诊：腹部胀满不适（腹部外形未见突胀），朝轻暮重，纳呆便溏，体倦乏力，舌淡、苔白腻，脉虚缓。

辨证：脾胃气虚，湿阻气滞。

方药：方拟厚朴生姜半夏甘草人参汤加减。

前后用本方治疗近半个月，未见寸效。

经审查，觉得辨证和施方未有不妥，而药后却无疗效，反复寻找原因，忽然想到《金匮要略·呕吐哕下利病脉证治》关于"哕而腹满，视其前后，知其何部不利，利之即愈"的记载。《金匮要略》原文讲到的一种情况是，中焦水湿浊邪阻滞、气机升降失常导致腹部胀满，可用利尿的方法治疗。因而询问患者小便情况，答曰"小便不太顺畅"，故而在厚朴生姜半夏甘草人参汤中加通草加减治疗。

> **处方**：厚朴30g，半夏10g，红参10g，甘草6g，陈皮15g，枳壳15g，通草6g，生姜10g，大枣7枚。水煎服，每日1剂。

1剂知，5剂已。服药5剂后，腹胀缓解，食欲渐增，大小便恢复正常，舌脉也逐渐正常；患者感到十分轻松。随访半年，未见复发。

按：腹胀即腹部饱胀、胀满不适的一种病证，常使人感到烦恼不适。是一种常见的消化系统症状。引起腹胀的原因主要见于胃肠道胀气、腹水、腹腔肿瘤等。腹胀病证名出《灵枢·玉版》《灵枢·水胀》等篇；《金匮要略·腹满寒疝宿食病脉证治》将腹部胀满分为虚实两类。虚证多因脾胃虚寒所致，表现为"腹满时减，复如故"，食少便溏，腹部喜温、喜按，舌淡苔白，脉缓弱，治疗"当与温药"，选方多用大建中汤或理中汤等。实证多因胃肠实邪积滞所致，每兼便秘，腹满不减，腹痛拒按，舌苔黄燥，脉沉实有力，根据辨证酌选厚朴七物汤、厚朴三物汤、大黄附子汤等。单纯虚证或实证的患者并不难治疗，但是此类却并不多见。临床上常见的患者多表现为虚实夹杂证，病情较为复杂，这就给辨证施治带来了困难。须仔细诊察，认真辨证，方能达到有效治疗的目的。

　　此例患者腹胀的病机是脾胃虚弱，健运失司，水湿不化。正如《素问·至真要大论》所说："诸湿肿满，皆属于脾。"水湿为阴邪，易阻气机，致升降失常，气机不利，腹胀痞满随生。《素问·阴阳应象大论》也说："浊气在上，则生（䐜）胀。"据此，治疗法则应为健脾祛湿，理气降浊。中医治疗水湿，有化湿、燥湿和渗利水湿等方法。对一些水湿浊邪较轻的患者，我们应用化湿、燥湿就可以了；但对一些水湿较重的患者，要用渗利水湿之法。这就好比治理田地里的水湿一样，水湿较少时，只要太阳出来照射一下，空气一流通，水湿之气就会随之而散；如果水湿较重，就需要挖沟排水或者往水湿低洼处填土，才能治理。厚朴生姜半夏甘草人参汤具有健脾益气、降气燥湿之功，为消补兼施之剂。方中人参、甘草补脾益气；厚朴、生姜、半夏燥湿降气和胃。兼食滞者，加焦三仙、砂仁等；兼瘀血者，加三棱、莪术、丹参、红花等；兼便秘者，加大黄、枳壳等。本方治疗脾虚气滞湿阻之腹胀确有良效。对于水湿浊邪较重者，上述加减方案有时则不能取效。此时，就要用到利水除湿之法。白通草是利水化湿中药，历代本草均未提到其有消除腹部胀满的作用。偶然看到一民间医生治疗腹胀时，常在处方中加用白通草。问其用白通草是何故？答曰"白通草利湿下气除胀"；因虑白通草入肺胃经，质轻漂浮而能升清，性寒利水除湿降浊，故治疗水湿浊邪引起的腹部胀满是有效的。笔者经多次临床验证，多有良效。所以，做中医临床时，当遇到一些不能解决的问题时，不妨把思维放宽一些，问诊再全面一些。

[吴建华（wujianhua）]

心悸案

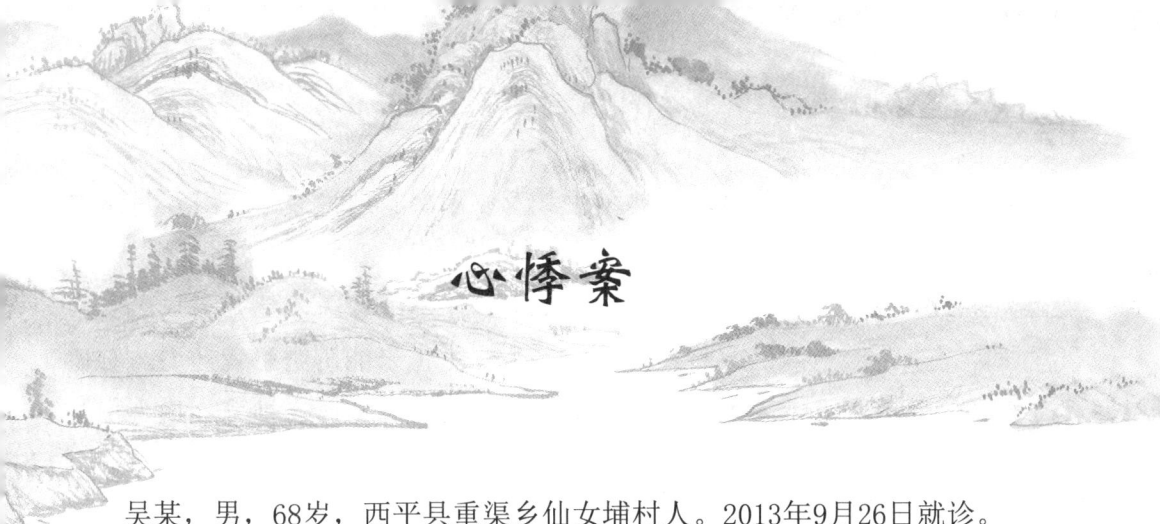

吴某，男，68岁，西平县重渠乡仙女埔村人。2013年9月26日就诊。

主诉：心慌、心悸等不适至今已3年。3年前劳累后出现心慌、心悸等症状，在县医院住院诊治。住院半个月未能明确诊断，治疗也未见效果。出院后，长期服用中西药物，始终未能获得意想效果。颇为痛苦，身体日渐消瘦。

刻诊：心慌、心悸不安，自述心脏如有锤撞击，胸闷短气，干呕不止，严重时呕吐痰涎，心下痞满不适，四肢逆冷，恶寒倦怠，大便不实，舌质淡红、苔白滑，脉沉弦少力。

辨证思路：患者四肢逆冷、恶寒倦怠、大便不实、脉沉无力等系由脾肾阳虚，阴寒内盛所致；阳虚不能化气，脾土不运，痰饮内生，饮滞中焦，则干呕或呕吐痰涎；水饮上凌心胸，则心慌、心悸；痰饮阻滞气机，则胸闷短气，心下痞满；脉沉弦、苔白滑均为痰饮内停之征。

辨证：脾肾阳虚，痰饮中阻。

治法：温阳化饮，温肾健脾。

方药：方拟四逆汤温补脾肾、回阳救心，再合苓桂术甘汤温阳健脾化饮，并加龙骨、牡蛎以重镇安神、降逆化饮。

> 处方：炙甘草30g，干姜20g，附子15g，茯苓20g，桂枝15g，白术15g，龙骨30g，牡蛎30g。

服药5剂，心脏已无锤击感，伴随症状也均减轻；继服7剂后，心悸消失，伴随症状基本消失。

回访：半年后随访，病状未再复发。后患者前来看感冒时，再次问到心悸愈后情况，答曰："1年来未再发病。"

按：患者一开始病情可能并不复杂。住院经西医诊查并未找出发病原因，未能给出明确诊断。后来，一些医生也未能辨明患者证型，对症给一些养心和重镇安神的药物，如天王补心丹、朱砂安神丸、稳心颗粒等，也属无的放矢，以致未能取效。

现代医学对一些功能性疾病、未明确诊断的疾病和亚健康状态尚无有效的处理办法，这也是西医的软肋。对此，中医学却有很大的潜力，对西医的一些功能性和诊断未明的疾病，中医学通过辨证论治，辨其证型，论其疗法，往往能取得理想疗效。对亚健康状态的处理，中医学有"治未病"的有效办法。

本例患者辨证为阳虚饮停证，选用苓桂术甘汤和四逆汤两张经方治疗，取得了意想不到的疗效。

［吴建华（wujianhua）］

左下肢静脉血栓案

丁某，男，71岁，2013年5月5日就诊。

主诉：左下肢肿胀疼痛3个月。患者平素身体比较强壮。3个月前左下肢不明原因地出现肿胀。到西平县某医院做相关检查，彩超提示左下肢深部静脉多发性血栓形成。因考虑到血栓较多，故而建议非手术治疗。在县医院抗血栓治疗1个多月后，患者病情未见明显好转。因此又主张使用中医药治疗。经健脾利水、温肾助阳等法治疗后，病情仍未缓解。

刻诊：左下肢凹陷性重度水肿，向远心端放射性加重，肤色发紫，足踝部没指，不能穿鞋；舌质暗紫、舌下脉络瘀紫，脉沉细涩。

辨证：瘀血闭阻，水气停滞。

治法：活血祛瘀，化气利水。

方药：桃红四物汤合五苓散加减。

> 处方：桃仁、红花、当归、赤芍、川芎、丹参、土鳖虫、桂枝、茯苓、泽泻、白术各15g，益母草60g，杜仲20g。水煎服，每日1剂。

服药至7天时，水肿明显缓解，由重度水肿减为轻度水肿。先后共服用此方45剂后，患者病情完全缓解，水肿基本消失，舌脉基本正常。彩超检查提示静脉形态及走向基本正常。半年后随诊，患者健康状况良好，病状未有反复。

按："血不利则为水"出自《金匮要略·水气病脉证并治第

十四》，明确指出了血瘀可以导致水肿的发生。津液和血液同源，均来自脾胃运化之水谷精微物质，而且津液又是血液的组成部分。病理情况下，津液凝聚不得输化便为水为湿为饮为痰，血液运行受阻不得畅行便为瘀血。它们的形成和发展，均与气机运行不畅密切相关，常出现"水血共患"病理状态。气为血帅，气能行津行液，血能载气。水湿痰饮与瘀血二者形异而源同，皆是阴邪，均由气机阻滞所致。若瘀血日久，亦必阻滞人身一气周流，影响三焦水道通畅，水肿由此生矣。诚如尤在泾注云："曰血分者，谓虽病于水，而实出于血也。"

[吴建华（wujianhua）]

带状疱疹案

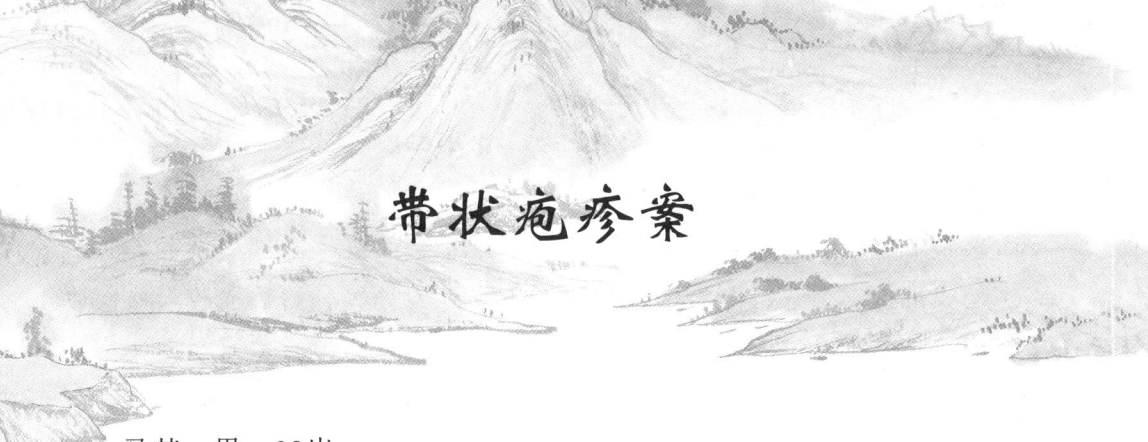

马某，男，38岁。

主诉：右胸胁部疱疹、疼痛1个月。1个月前，胸胁部皮肤出现不规则红斑，数小时后在红斑上长出水疱，大小如蚕豆状，逐渐增多，严重者变为血疱。经县级医疗机构诊断为带状疱疹。近1个月来，经多方治疗，或应用抗病毒药（如阿昔洛韦内服外涂），或用清热解毒化湿中药，或用免疫调节药，或用解热镇痛药等，症状始终未见明显缓解，患者痛苦不堪。经其他患者介绍，来我处治疗。

刻诊：右胁肋有多处暗红色斑块（大小不等）、疱疹（有些已经结痂），伴有剧烈疼痛及瘙痒不适，低热（37.8℃），心悸，失眠，畏寒，乏力，舌淡白、苔薄白腻，脉沉细涩。

辨证：血虚寒凝，脾虚湿困。

治法：温阳补血，健脾化湿。

方药：方拟当归四逆汤加减。

> **处方**：桂枝15g，白芍20g，甘草10g，细辛10g，通草10g，当归15g，白术30g，吴茱萸10g，黄芪15g，生姜10g，大枣7枚。水煎服。

3剂后，症状开始缓解，斑疹变淡、疱疹减轻减少，疼痛减轻。前后按此方加减共14剂。病情完全缓解，斑疹及疱疹全部消失，疼痛也明显减轻，只是偶有轻微痛痒不适。

按：本病的病原体是脱氧核糖核酸疱疹病毒，与水痘病毒为同一病毒，又称水痘-带状疱疹病毒。发病时常先出现一些前驱症状，如发热、乏力、全身不适、食欲缺乏、局部淋巴结肿痛或神经痛等症状。其典型的皮损是在炎症基础上出现成簇而不融合如黄豆大的丘疹，丘疹继而变为水疱，疱液澄清，疱壁紧张围以红晕。如皮损沿外周神经分布，排列成带状，很有诊断价值。根据单侧沿外周神经分布的成簇水疱性皮肤损害伴有神经痛诊断不难。但有些患者的临床表现并不典型，其神经痛会在出现疱疹的前几天出现，易误诊为肋间神经痛、胸膜炎或急腹症等，应予注意。

中医学将带状疱疹称为"缠腰火丹""蛇串疮"。认为多系湿热毒邪、壅滞肌肤所致，多用清热解毒祛湿之法治疗。此种清法对一部分带状疱疹确有效果，但对一些变证的患者要"观其脉证，知犯何逆，随证治之"。不可不经辨证，妄用清解之法。带状疱疹由湿热邪毒所致者，是其常，而由血虚寒凝、脾虚湿困所致者，是其变。为医要知常达变，认真辨证，分清主症，还要不为假象迷惑。此例患者早期或许为湿热证型，但是经过大剂苦寒清热药物治疗后，确实出现血虚寒凝及脾虚湿困证型，就不能墨守成规，再用清法了。早在2000多年前，医圣张机就对一些不负责任的医生批评道："省疾问病，务在口给，相对斯须，便处汤药，按寸不及尺，握手不及足，人迎、趺阳，三部不参，动数发息，不满五十，短期未知决诊，九候曾无仿佛，明堂阙庭，尽不见察，所谓管窥而已。夫欲视死别生，实为难矣！"所以，为医者，应多一份责任心，多一份爱心，多一份细心；为中医者，还要多一份坚守中医阵地的信心。

[吴建华（wujianhua）]

泄泻案

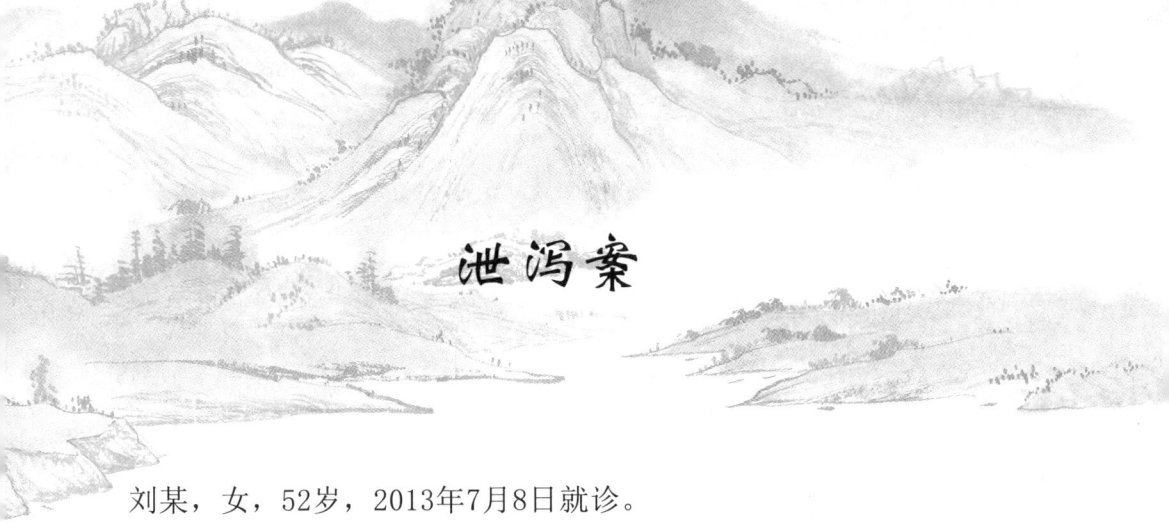

刘某，女，52岁，2013年7月8日就诊。

主诉：泻下如水20天。20天前，患者中午进食不洁饮食后，即出现下利如水不止。曾经静脉滴注及自服诺氟沙星、蒙脱石散、人参健脾丸、补脾益肠丸等多日，并无疗效。到上级医院诊查认为是胃肠功能紊乱所致的急性腹泻，患者十分苦恼。

刻诊：下利如水，日五六次，伴腹痛，腹胀，纳呆，肠鸣如雷，屎气频繁，体倦乏力，小便短少，舌体胖大，苔白厚腻，脉濡缓。

辨证：湿浊困脾，脾失健运。

治法：祛湿理脾。

方药：嘱患者口服车前子超微颗粒饮片，每次9g，用稀粥冲服，每日2次。

患者服药1天后，泻利次数及程度均明显缓解，1天仅2次，其他症状也有所减缓。服药5天后，大便转为正常，每日1次，粪质粪形均正常，伴随症状也基本消失，舌脉正常。

按：泄泻是以大便次数增多，粪质稀薄，甚至泻出物如水样为临床特征的一种脾胃肠病证。中医学认为：泄泻多由脾胃不和，湿浊阻滞所致，如《素问·阴阳应象大论篇》曰："湿胜则濡泻。"关于治疗方法，早在2000年前的《金匮要略·呕吐哕下利病脉证并治》就提出"下利气者，当利其小便"，指出由于湿浊壅滞，气机紊乱，大肠传导失常，清浊不分，水液与糟粕相混而下，形成气利（泄泻），湿邪壅滞，治当利其小便，使湿浊从小便而出，则清浊分，下利止。《景岳全书·泄泻》也指出"凡泄泻之病，多由水谷不分，故以利水为上策"，并列出了利水方剂。车前子能利水湿，分清浊而止泻利，即利小便以实大便，用于水湿积于肠胃而小便不利的泄泻证，单独服用车前子即效，研末或用超微颗粒，米粥或稀粥（二者均能健脾养胃以固护胃气）送服即可。

《医宗必读·泄泻》在总结前人治泄经验的基础上，提出了著名的治泄九法，即淡渗、升提、清凉、疏利、甘缓、酸收、燥脾、温肾、固涩，其论述系统而全面，有很高的实用价值，是泄泻治疗学上的一大发展。泄泻的治疗方法很多，临床要正确选用。利小便法对于急性水湿泄利不失为良法，但也不能不经辨证地滥用。由于利小便药物有利水伤阴之弊，故而对于那些脾肾阳虚所致之久利或滑脱不禁泄利证要慎用。

[吴建华（wujianhua）]

黄褐斑案

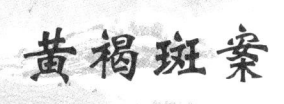

冯某，女，30岁。

主诉：面部黄斑丛生1年。患者平素多情志不畅。约1年前面部出现黄斑，经外用祛斑霜和口服美容养颜药物3个多月，并无寸效。

刻诊：整个面部泛发黄斑，斑块大小不等，最大者如绿豆大，以两颧部为重，触之不凸起，压之不退色，经期错后7~10天，有暗红血块，5~7天乃尽；经行时乳房及腰腹部刺痛不已，舌质暗红有瘀斑、苔薄白腻，脉弦涩。

辨证：血瘀气滞，滞阻脉络。

治法：化瘀理气，畅达络脉。

方药：方拟血府逐瘀汤加减。

> 处方：当归15g，川芎15g，熟地黄20g，赤芍15g，桃仁10g，红花10g，牛膝15g，桔梗10g，枳壳15g，柴胡10g，土鳖虫10g，全蝎3g，桂枝15g，甘草10g。嘱服7剂。

药尽而经来，黄斑渐退。继服5剂，黄斑日渐退尽。此后经水调畅，伴随症状也未见再发。多次随访，黄斑未有复发。

按：黄褐斑为面部的黄褐色色素沉着所致的皮肤病。皮损为黄褐或深褐色斑片，常对称分布于颧颊部，边缘一般较明显，可累及眶周、前额、上唇和鼻部；无主观症状和全身不适感，生气、熬夜、劳累可加重皮损。中医学认为，络脉在人体有"溢奇邪""通营卫"的作用，为血气汇聚之处；多种原因引起脏腑气血失调，营卫失和，日久瘀血郁阻面部络脉，黄褐斑由此便产生。这就好比水塘，如果长期水液不流动，水就会变质、变脏、变黑甚至变臭，此时若能使水液流通，则旧去新来，水液会重新变得清新秀丽，这也就是所谓的"流水不腐"。

显然，黄褐斑是络病的一种。叶桂在《临证指南医案》中曾提出"初为气结在经，久则血伤入络"。这就是著名的"久病入络"理论。经后世医家的临床观察与实验研究，证实许多疾病在病变过程中都存在程度不同的血瘀络阻的现象，而且病程愈长愈加显著。因此，络病理论与通络法对于临床各科疾病的诊断治疗具有重要的指导意义。

络病病因分为外感和内伤，辨证也分为虚证和实证。无论是因虚络滞还是因实络滞，都应以通为法。新世纪全国高等中医药院校创新教材《络病学》提出了"络以通为用"的治疗原则。通络法有多种，叶桂提出的就有辛温通络、辛香通络、辛润通络及辛咸通络等法。但不论哪种通络法，均以辛通为主，叶氏认为"辛散横行入络"。《素问·脏气法时论》说："辛以润之，开腠理，致津液，通气也。"辛温通络药有桂枝、细辛、白芷等；辛香通络药有降香、麝香、檀香、薤白等；辛润通络药有当归、桃仁、红花、川芎、赤芍等；辛咸通络药有全蝎、蜈蚣、地龙、蝉蜕、乌蛇、水蛭、土鳖虫等。其实，各种通络药需要配合应用，以互增药效。虚证络病治疗要补益兼通之法。《灵枢·卫气失常》说："血气之输，输于诸络。"络虚不荣也有气虚、血虚、阴虚、阳虚之分。络气虚选四君子汤加减；络血虚选四物汤加减；络阴虚选六味地黄汤加减；络阳虚选右归汤加减。当然，有时会两种以上的络虚证合并出现，用药应灵活变通。络病以补为通、塞因塞用时，也应酌加辛通药物。

[吴建华（wujianhua）]

久痢案

陈某，女，52岁，农民，2010年9月15日就诊。

主诉：自述近3年来经常出现便利脓血症状，开始用抗生素有效，以后再用就没有效果了。近2个月来病情加甚，每隔3~5天就发作1次，每次发作长达7~9天。曾在上级医院经纤维结肠镜检查，发现距肛门28cm，3点处有1个蚕豆大小的溃疡面，且有脓性分泌物和渗血，因而诊断为非特异性溃疡性结肠炎。曾用中药保留灌肠和中药口服均无疗效。

刻诊：下腹部肠鸣疼痛，大便每日5~7次，呈稀糊状，夹脓血（血呈暗红色），伴纳呆、消瘦、手足欠温、倦怠乏力、右下腹部压痛等，舌暗红边有瘀点、苔薄稍白，脉沉细涩。

辨证：脾胃气虚，大肠瘀血，升降失调。

方药：方拟少腹逐瘀汤加减。

> **处方**：小茴香、干姜、没药各6g，蒲黄、五灵脂各18g（均包煎），桃仁、延胡索、当归各10g，白芍、陈皮各12g，党参、白术、黄芪各20g，水煎服。每日1剂。

服药4剂后腹痛减轻，大便每日3次，脓血渐止。按上方稍作加减，又服20剂后，大便每日1次，精神好转，食欲渐增，结肠镜检证实溃疡点消失。后随访半年未见复发。

按：本例患者西医诊断为非特异性溃疡性结肠炎，相当于中医学之久痢。治疗痢疾从瘀血论治者极少，但叶桂早就提出"久痛入络"的理论。此例患者由于久治不愈发展为少腹大肠瘀血，所以用具有化瘀血、温经脉的少腹逐瘀汤加减治疗而获痊愈。

[吴建华（wujianhua）]

呃逆案

李某，女，28岁，2008年4月10日就诊。

主治：产后4个月时，因生气而发呃逆不止，伴纳呆、厌油腻、大便稍干、精神抑郁、两胁胀痛不舒等症状，迄今已有2个月。曾服西药月余不效，后经中医用柴胡疏肝散治疗15天仍不见效。患者经西医学检查、检验未见异常。

刻诊：呃声急促，胸胁胀闷隐痛，纳呆乏力，乳汁量少，口干舌燥，舌红尖有溃疡、苔薄白，脉弦细稍数。

治法：甘平濡养，柔肝和胃。

方药：拟一贯煎加减。

> **处方**：沙参15g，麦冬10g，石斛15g，山药20g，枸杞子10g，川楝子10g，竹茹15g，香橼10g，肉桂6g。水煎服，每日1剂。

服药10剂后呃逆平，饮食改善，乳汁增多，精神渐佳。按上方稍做加减，又服6剂，诸症均失。3个月后随访未见复发。

按：呃逆总以气逆上冲动膈为主要病机。《金匮要略·呕吐哕下利病脉并治》称"呃逆"为"哕"，将"哕"分为寒热虚实辨治，较为详细。然而仲景所载之方并不适用于此患者。此患者起病于产后哺乳期，气阴暗耗在所难免，加上情志不畅，肝郁气滞，横犯脾胃，久郁化火伤阴，形成肝胃阴伤、阴不敛阳、气逆于上的病机，故呃逆频作不止。前医采用疏肝理气之法，致使阴津更加不足，虚火益盛。据此选一贯煎加减以养肝和胃、滋阴养津，加肉桂一味反佐而引火归原。

[吴建华（wujianhua）]

不宁腿综合征案

崔某，男，39岁，教师。

主诉：下肢酸麻痒痛等不适6个月。患者禀素不足，6个月前患伤风感冒后愈，双下肢至夜卧时出现痒麻痛胀等不适症状，下肢无处置放，只能不停地移动。患者恐其病发展后变为残疾，心理压力极大，烦恼之甚，莫可名状。到处求医均不能获得寸效。

刻诊：患者面色萎黄不荣，舌淡暗红、苔薄白，脉沉细弦。

方药：方取黄芪桂枝五物汤温阳通脉、调畅营卫，加鸡血藤养营活血通络，加牛膝、木瓜引药下行、舒筋活络。

> 处方：黄芪30g，桂枝15g，白芍20g，鸡血藤100g，牛膝15g，木瓜20g，生姜10g，大枣15g。水煎服，每日1剂。嘱其配合灸刺血海、阴陵泉、足三里、三阴交等穴，每日1次。

治疗10天，症状较前缓解，继续治疗10天症状消失。随访半年未见复发。

按：不宁腿综合征（RLS）以患肢深部酸楚、麻木、灼痛、蚁行感、瘙痒感等多种痛苦感觉为主要表现的发作性疾病；主要发生在双下肢，可以一侧为重，可仅限于一侧下肢，亦可累及大腿和足部，但上肢和手部则很少受累。症状多在夜间休息时出现，白天工作活动时不出现症状。症状常迫使患者的小腿不停地活动，甚至需要在屋内外长久地徘徊才能使症状缓解。各年龄段皆可发病，但多见于40岁以上的壮年。西医认为，本病的病因不明，发病机制尚不清楚，尽管对症治疗的方法很多，但迄今为止仍无对因治疗的有效措施。

根据临床表现，中医学将本病归属于"血痹"范畴。医圣张机认为，血痹的病因病机为"阴阳具微""加被微风"；也就是素体肌肤腠理脉络空虚，营卫血气不足，外邪侵犯，络脉失畅；其临床"外证身体不仁，如风痹状"；其治疗"黄芪桂枝五物汤主之。"自2008年3月至2013年3月，笔者应用黄芪桂枝五物加味配合灸刺法（20天为1个疗程），共治疗不宁腿综合征患者36例，结果临床治愈（症状完全消失，随访6个月未见复发）20例（55.56%），有效（症状明显好转）14例（38.89%），无效（治疗前后症状无减轻）2例（5.56%）。总有效率达94.44%，可谓疗效理想。

[吴建华（wujianhua）]

眩晕案

丁某，男，78岁，西平县重渠乡丁寨村人，2013年10月4日就诊。

主诉：眩晕反复发作2年。2年前不明原因地出现头晕目眩症状，经相关检查后诊断为脑供血不足，曾住院应用活血化瘀及改善脑供血等药物治疗，病情仍时发时止，不能长久控制。眩晕每次发作时持续7～10天方能缓解，缓解5～7天症状再次发作，如此反复2年，患者颇为苦恼。本次眩晕发作2天。

刻诊：头晕欲仆，眼前发黑，呕恶痰涎，心悸胸闷，口干不欲饮，脐下跳动，小便短少，小腹作胀，舌淡胖、苔薄白，脉沉弦。血压120/80mmHg。

辨证：眩晕（膀胱蓄水重证）。

方药：治当化气行水，方用五苓散原方。

服5剂后，小便通畅，诸症消失。至2014年10月20日1年时间里，笔者随访患者3次，眩晕未再发作。

按：此患者病因是水饮，病位在下焦，病机为水饮阻滞，清阳不升，浊阴不降，气化不利。州都之官气化不能，则小便短少；水饮无有出路，逆而上冲则脐下悸动，逆而犯胃则呕吐痰涎；水饮上冲清窍，清阳不能上行充养脑府，则头晕目眩。五苓散出自汉代著名医家张机《金匮要略·痰饮咳嗽病脉证并治第十二》篇中，由猪苓、泽泻、白术、茯苓、桂枝5味药组成，用于治疗"脐下有悸，吐涎沫而癫眩"的病证，并认为其病因是有"水"。此方重在化气行水，使水饮就近从小便排出，故而取效神速。岳美中老中医曾说："运用古代成方于临证时，如证与方合，最好不要随意加减。"故原方即获佳效。

再按：由于《伤寒杂病论》距今年代久远，因而对其中药物剂量问题，长期以来认识还是不太清楚。按李时珍《本草纲目》"今古异制，古之一两，今用一钱可也"的观点。五苓散剂量大致为：猪苓2.5g，泽泻4g，白术2.5g，茯苓2.5g，桂枝1.5g，为末，每服方寸匕（合今之2～3g），温开水送服。

近代临证中出现的"守原方"一词之意，按个人理解多指不改变原方药物组成，并不强调原方剂量的严格恪守。

经查询此案记录。当时用处方药物为超微颗粒饮片。

> 原处方：猪苓0.3g（1袋，相当于饮片10g），泽泻2.6g（2袋，相当于饮片20g），白术1.4g（1袋，相当于饮片5g），茯苓0.3g（1袋，相当于饮片10g），桂枝0.3g（1袋，相当于饮片6g），混匀后分3次，用温开水冲服。

注：编者按《伤寒论》五苓散方。

猪苓十八铢（去皮），泽泻一两六铢，白术十八铢，茯苓十八铢，桂枝半两（去皮）。

上五味，捣为散，以白饮和服方寸匕，日三服。多饮暖水，汗出愈。如法将息。

[吴建华（wujianhua）]

肺癌案

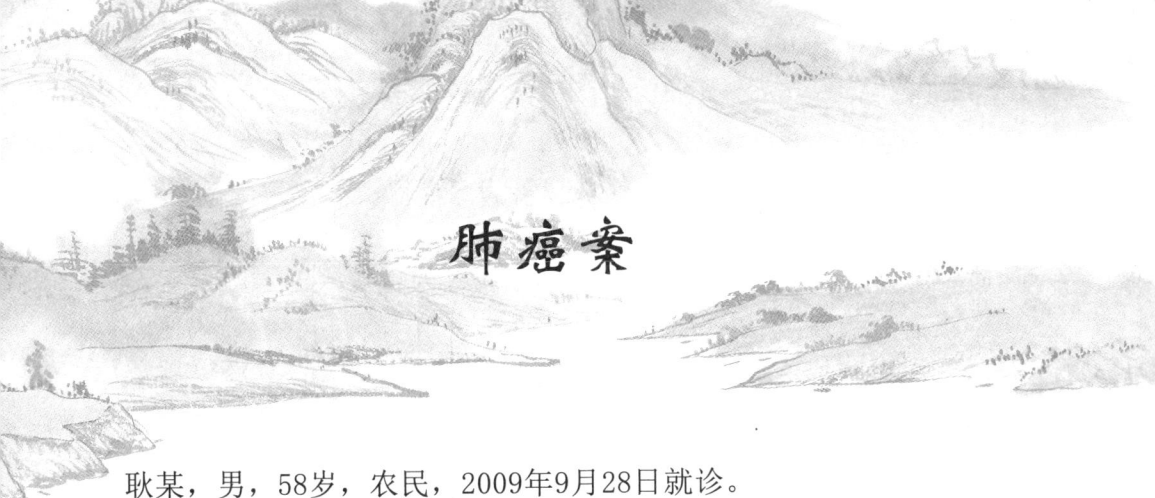

耿某，男，58岁，农民，2009年9月28日就诊。

主诉：发热、咳嗽1个月。患者1个月前在外地打工时，不明原因地出现发热、咳嗽、咳痰等症状，在当地诊治不效。经西平县医院行CT检查后，提示肺部占位性病变。进一步行支气管镜及活检检查后诊断为肺嗜酸细胞型类癌。医生建议手术治疗，但因患者家庭经济原因，故而选用非手术疗法。经用抗炎、化痰等药物治疗1个月，未见明显效果。经会诊后，建议患者服用中药治疗。

现症：低热（37.5～37.8℃），咳嗽、咳痰，痰液腥臭呈脓性，痰黏难出，面色红赤，心烦不安，气短懒言，纳呆少食，唇甲发绀，舌暗紫、苔黄腻，脉滑而细涩。

辨证：肺痈（痰热血瘀蕴肺，气阴两伤）。

治法：清热化痰，益气养阴。

方药：方拟千金苇茎汤合生脉散加减。

> 处方：苇茎30g，薏苡仁30g，冬瓜子30g，桃仁10g，人参10g，麦冬15g，五味子20g。

2009年10月5日诊：服药7剂后，发热退，痰减易咳出；效不更方，继续按上方治疗。

2009年10月23日诊：服药15剂后诸症若失，行CT检查提示肺部仍有占位性病变；继用上方稍作加减。

2010年1月26日诊：服药3个月，CT提示肺部占位病灶体积比以往显著减小。

2010年12月26日诊：基本按此方用药近1年，患者再行CT检查，结果提示肺部未见占位病变，患者及其家属甚为高兴。

嗣后，患者又间断服用上述基本方药几近1年，再次行CT检查，再次提示患者肺部未见占位性病变。患者至今仍然健在，现在外地打工。

按：肺类癌是一种比较少见的恶性肿瘤。本例患者症状表现与中医学之肺痈相似，系由痰热阻滞，瘀血内生，热伤气阴所致，故而用千金苇茎汤清肺化痰，逐瘀排脓，配合生脉散益气养阴。通过近2年时间的间断治疗，患者终归获愈。此为个案，肺癌的治疗方法尚须进一步实践、总结，但中医药在这方面的疗效绝不可忽视。

[吴建华（wujianhua）]

失音案

案 一

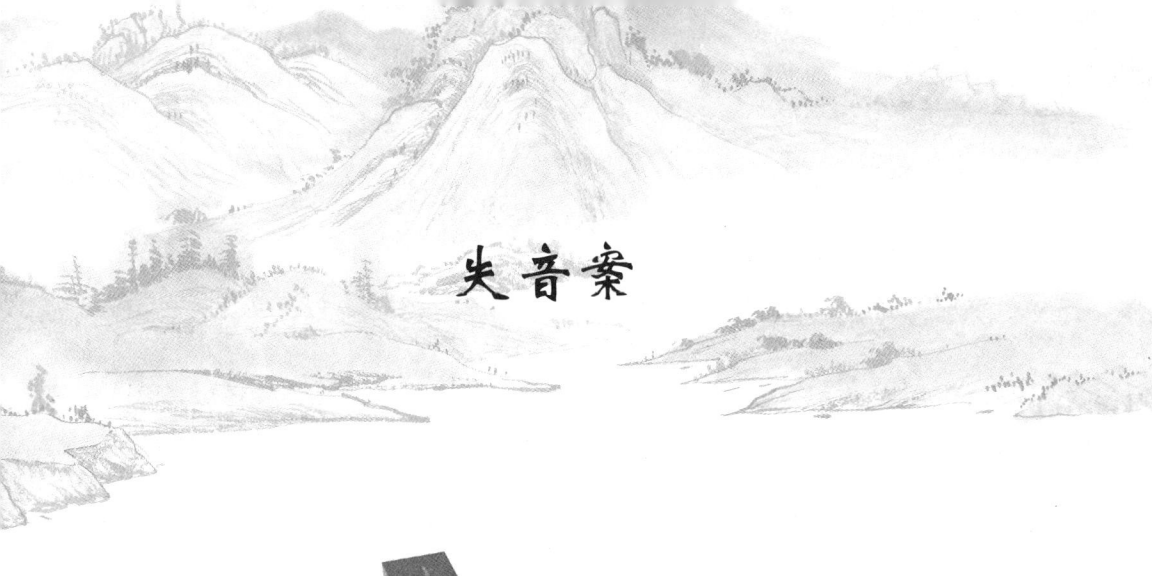

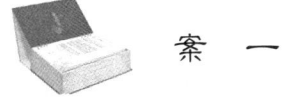

朱某，男，43岁。2010年3月15日就诊。

主诉：声音嘶哑10天。10天前因感冒发热而自服感冒通等药物，发热退，但出现声音嘶哑等症状至今不愈。

刻诊：喑哑不能发声，头痛头晕，咽干咽痛，咳嗽咳痰，痰黏色黄，胸闷烦喘，口渴尿黄，舌红苔薄黄，脉浮数。T：36.9℃，P：110次/分，BP：140/90mmHg，R：22次/分；咽峡红肿充血，喉镜示会厌充血水肿。

辨证：风热闭肺，肺气失宣。

治法：疏散风热，开宣肺气。

方药：方拟麻杏石甘汤合桔梗汤。

处方：麻黄10g，杏仁15g，石膏50g，桔梗10g，蝉蜕10g，甘草6g。3剂。

服后，声音基本恢复正常，诸症消失。

案 二

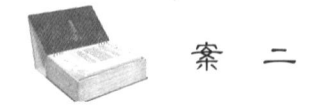

吕某，男，56岁。2011年10月23日就诊。

主诉：声音嘶哑2个月。患肺结核2年，经抗结核药治疗后，病情逐渐好转。近2个月不明原因地出现声音嘶哑等症，经服清音丸、润喉片等药不效。

刻诊：喑哑不能出声，咽喉干燥不适，干咳气逆，咽干口渴，气短少力，干呕纳呆，头晕失眠，健忘心烦，溲赤便干，舌红少苔，脉虚数；喉镜示会厌暗红有结节。

辨证：肺胃气阴两伤，虚火上逆。

治法：养阴清热，止逆下气。

方药：方拟麦门冬汤合桔梗汤加减。

处方：麦冬60g，西洋参10g，法半夏10g，山药20g（代粳米），桔梗10g，白芍20g，蝉蜕10g，甘草10g。

服药5剂后，症状减轻。继服7剂后声音恢复正常，诸症均失。

按：发音是喉之功用。《灵枢·忧恚无言》说："喉咙者，气所以上下者也；会厌者，音声之户也。"《难经·四十难》也说"肺主声"。风寒或风热之邪犯肺，肺气失降，会厌闭塞，可见喉痒而痛、声音嘶哑或失音等症，所谓"金实不鸣"也；若肺肾阴伤或肺燥津伤，喉失所养，亦可见喉干或痛、声音嘶哑或失音等症，所谓"金破不鸣"也。如《景岳全书》所言："音哑之病，当知虚实。实者病在标，因窍闭而喑也；虚者症在本，因内夺而喑。"《临证指南医案·失音》也说："金实则无声，金破亦无声。"

第2讲 医案篇
失音案

　　临床对于失音病证，当辨其虚实，审证求因，审因论治。病属"金实不鸣"者，当以宣肺祛邪之法治之。风寒外感者，治以辛温散寒、宣肺通窍，可选麻黄汤加减；风热袭肺者，治以疏风清热、宣肺利窍，方用麻杏石甘汤加减。病属"金破不鸣"者，当以润肺扶正、清热利咽之法治之，方选麦门冬汤加减。如此，审其虚实，辨证施药，方能取效。笔者治失音时，常在辨证施治基础方上加桔梗汤与蝉蜕，临床证实疗效明显增加。桔梗辛开苦泄，宣肺散结，利咽止痛。蝉蜕质轻气薄，甘咸而散，功善散风利咽，张锡纯称其"善医喑哑"。

[吴建华（wujianhua）]

咳嗽案

李某，男，42岁，西平县重渠乡陈李庄村人。2010年9月12日就诊。

主诉：咳嗽3个月余。患者平素喜食肥甘厚味。于3个月前不明原因地出现咳嗽、咳痰等不适。经住院和门诊治疗，遍用抗生素及清热解毒、宣肺止咳等中西药物，效不显著。X线胸片提示肺纹理增粗；胃镜提示慢性胃炎。

辨证：食滞胃脘，胃气上逆，肺气不降。患者素嗜肥甘厚味，久之阻滞胃脘，导致脾气不升，胃浊不降，上逆犯肺，化生咳嗽。

治法：消积导滞，肃肺止咳。

方药：方用保和汤加减。

处方：山楂20g，神曲15g，麦芽30g，莱菔子15g，半夏10g，陈皮15g，茯苓20g，桔梗10g，枳壳15g，杏仁10g，紫菀10g，款冬花10g，甘草6g。并嘱禁嗜辛辣油腻及烟酒之品。

患者服药3剂后，咳嗽、咳痰减轻，其他伴随症状均好转；继服上方7剂后，症状若失。半年后随访，咳嗽始终未作。

按：咳嗽从胃论治，早在《素问·咳论》中就有记载，如"脾咳不已，则胃受之，胃咳之状，咳而呕，咳甚则长虫出"，进一步又指出"五脏六腑皆令人咳，非独肺也"，最后总结为"此皆聚于胃，关于肺"。咳嗽之因虽总不离乎肺，但临床不能单纯见咳治肺，还当据舌脉症等临床表现，四诊合参，综合辨证分析，找出引起咳嗽的主要病因进行处方用药，才能取得令人满意的疗效。咳嗽属肺之本病，理当治肺，然循规久治不愈，追根寻源，其症虽在肺，其源则在胃。手太阴肺经起于中焦，下行络大肠，复返向上循胃口（贲门），通过膈肌，直属于肺；足阳明胃经深入胸腔（肺居胸腔），下行穿过膈肌，直属胃，而络脾。由此，可以看出肺与胃是紧密相连的；胃病可以及肺，肺病也可及胃。现代医学也认为，胃食管反流会导致食管-气管痉挛，引发咳嗽，称之为胃食管反流性咳嗽，此时治疗也是治疗胃病。近几年来，笔者采用治胃病的方法治疗不少咳嗽患者，取得了良好的疗效。

[吴建华（wujianhua）]

肾血肿案

陈某，男，30岁，2009年10月27日就诊。

主诉：腰部胀痛3个月。自述3个月前摔倒后即出现腰部胀痛等症状，行超声检查发现，右肾包膜下有一处约4.5cm×3.5cm的包块，穿刺见有红紫色血性液体；血常规及肾功能均未有异常，遂诊断为外伤性肾血肿。经服用活血止痛药并未见明显效果，至今未愈。

刻诊：右侧腰部刺胀痛连及季肋，夜间痛甚，痛处固定拒按，每因咳嗽、转动体位而疼痛加甚，局部可触及包块，时有低热，口干不欲饮，舌暗红苔白腻，脉细涩。

辨证：患者摔伤后，伤及脉络，导致气滞血瘀，血瘀不行，瘀聚成为积聚包块。

治法：活血祛瘀消癥。

方药：桂枝茯苓丸是仲景为妇科病证癥瘕而设之方，具有活血化瘀消癥的功效。由此看来，本患者病机与桂枝茯苓丸证比较一致。遂拟桂枝茯苓丸加杜仲，并改丸剂为汤剂。因"丸者，缓也"，患者为求速效，故将丸剂改为汤剂。

处方：桂枝20g，茯苓30g，白芍20g，赤芍20g，桃仁15g，牡丹皮15g，杜仲20g，水煎服。

连续服药5剂后，腰痛明显减轻，伴随症状好转，超声检查血肿2.5cm×2.5cm。上方稍作加减，继服7剂后，腰痛及伴随症状消失，超声检查血肿完全吸收。

第2讲　医案篇
肾血肿案

按：外伤性内脏血肿偶可发生，一般可在1～2个月自行消失，但症状较为严重、血肿较大者则需进一步治疗。中医学认为，外伤导致机体损伤，大多首伤血脉，甚至引起血溢脉外（唐容川说：离经之血即为瘀血），瘀血留于右肾之包膜下形成血肿。方中桂枝辛温能温通血脉以行其瘀滞；桃仁、白芍、赤芍、牡丹皮活血祛瘀消癥，缓急止痛；"血不利为水"，茯苓甘淡性平，健脾渗湿、消痰利水，以助消癥化瘀之功；腰为肾之府，瘀血伤及肾脏，故加杜仲以补肾利腰、引药如肾。

[吴建华（wujianhua）]

头痛案

吴某，女，42岁，2013年11月8日就诊。

主诉：头痛2年。2年前冬季外出干活出汗受寒后，出现发热、恶寒、头痛等症状，经对症治疗后，发热、恶寒消失，但后遗头痛病证至今未愈。遍服中西药物未能见效，长期靠服用止痛片度日，苦不堪言。西医多次诊断为血管性头痛。

刻诊：患者头痛以右侧为甚，痛入脑髓，痛如锤击，连及乌珠及牙齿，遇寒加甚，虽值盛夏也带着厚棉帽子；诊其舌质暗红、苔薄白，脉沉细而紧。

辨证：偏头痛（阳虚寒凝，脉络瘀阻）。

治法：温阳驱寒，通络止痛。

方药：方拟芍药甘草附子汤加味。

> **处方**：附子15g（先煎30min），白芍20g，川芎30g，细辛10g，全蝎3g，牛膝15g，鸡血藤100g，炙甘草15g。

服药3剂后，头痛大减，不再戴帽，唯出门遇寒仍有少许头痛；乃守原方再进5剂，诸症全消。后再遇患者，告知头痛至今未发。

按：此患者起始由劳累后大汗出而致阴阳两虚，遭遇风寒侵犯，后致寒入颅脑，波及肝胆之经，寒凝气逆血瘀，进而发生头痛病证。正如《素问·奇病论》所说："人有病头痛以数岁不已，此安得之，名为何病？岐伯曰：当有所犯大寒，内至骨髓，髓者以脑为主，脑逆故令头痛，齿亦痛，病名曰厥逆。"芍药甘草附子汤出自《伤寒论》，具有温阳驱寒，益阴疏筋止痛之功，可以说是治疗各种寒性疼痛的祖方；方中所加之川芎"上行头目"（《本草汇言》），"主中风入脑头痛"（《神农本草经》），是治疗各种头痛的妙药；加细辛、全蝎、牛膝、鸡血藤以助驱寒通络止痛之功，且牛膝能引逆气下行。全方配伍后，成为治疗厥逆头痛的有效方剂。

［吴建华（wujianhua）］

胃石症

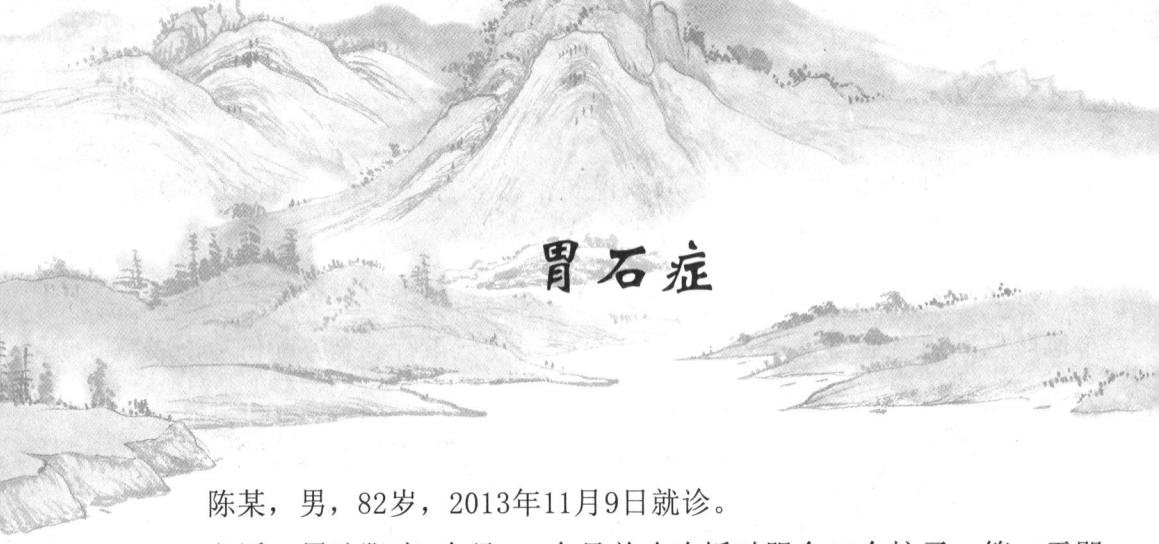

陈某，男，82岁，2013年11月9日就诊。

主诉：胃脘胀痛1个月。1个月前吃晚饭时服食10个柿子，第二天即出现腹部胀痛不止，服用消食导滞止痛等药物，未能明显缓解病痛。行气钡双重造影检查诊断为胃石症，结石平面面积为5.5cm×6cm。因虑及患者年事已高，难以手术取石，建议非手术治疗。

刻诊：腹部胀大，胃脘区可触及拳头大包块（包块质硬、压痛、可推动），肝脾未触及，纳呆呕恶，脘腹痞胀疼痛，舌质暗红、苔白厚腻，脉沉涩。

辨证：寒湿阻滞，胃失和降。

治法：温胃导滞，和胃消癥。

方药：厚朴七物汤加减。

> 处方：厚朴30g，枳实15g，大黄10g，桂枝15g，半夏10g，三棱15g，莪术15g，白术15g，甘草6g，生姜30g，大枣15g。水煎服。

连续服药3剂后，排出大量黑褐色团状粪便，症状立刻明显减轻，有欲食感，胃脘部包块已经触及不到。患者仍感脘腹有轻度饱胀疼痛感，再拟前方去大黄，继服3剂后，症状基本消失，食欲恢复正常，行钡剂检查证实胃内柿石消失。

按：胃石症主要是在大量食用柿子或山楂后发生，可见胃脘胀痛、食欲缺乏、消化不良、反酸、畏灼热等症；结石较大的患者，在上腹部可摸到肿块，易与肿瘤相混。在结石的刺激下，患者还会出现慢性胃炎、胃溃疡、胃穿孔、幽门梗阻和胃肠功能紊乱等并发症。本病属于中医学"积聚"范畴。《金匮要略·五脏风寒积聚病脉并治》说:"积者,脏病也,终不移;聚者,腑病也,辗转痛移。"胃石症发病与脾胃气虚有关;脾胃虚弱,饮食内伤,痰食阻滞,气血运行受阻,着而为病。正如《素问·经脉别论》所说:"勇者气行则已,怯者则著而为病也。"张元素在《活法机要》中言:"壮人无积,虚人则之。"治疗当以消补为大法,根据情况或以消为主,或以补为主,或消补兼施。本例患者年事已高,但还表现为实证,治当"积者消之"。

厚朴七物汤出自《金匮要略·腹满寒疝宿食病脉证治》篇,功用为消导积滞、理气和胃,主治由寒湿内结所致的脘腹满痛拒按、便闭不通等病证,与胃石症的证治方药比较恰对。本方后用法里有"寒多者,加生姜至半斤"之说;因柿性过于寒凉,故方中加重生姜用量。在厚朴七物汤基础上,加半夏燥湿化痰、消痞散结,加三棱、莪术消积破瘀化癥,加白术健脾化湿,兼防消药伤正。

[吴建华(wujianhua)]

三叉神经痛案

黄某，男，50岁，2013年5月12日就诊。

主诉：患右侧面痛2年之久，时发时缓。经多家医疗机构检查，确诊为原发性三叉神经痛，并经多方医治无效。

刻诊：右侧面痛呈阵发性、电击样，牵连及上下颌，疼痛剧烈，严重时抱头打滚，每日发作20余次；面赤口干口苦，舌红、苔薄黄腻，脉弦数有力。

辨证：面痛（胆胃郁火型）。

> **处方**：柴胡15g，黄芩15g，半夏10g，白芍30g，赤芍20g，枳实15g，大黄10g，龙胆6g，僵蚕15g，地龙15g，全蝎3g，蜈蚣1条，牛膝15g，生地黄20g，白蒺藜10g。配合针刺风池、翳风、下关、合谷、太阳、四白、听会、地仓、承浆、迎香等穴位。

连续治疗5天后，疼痛次数减少，疼痛程度减轻，后来每日仅发作1~2次。按原方稍作加减，连服1个月余而愈。后随访1年观察无复发。

按：三叉神经痛是指发生在以一侧面部三叉神经分布区反复发作的短暂性的剧痛为主要表现的常见的脑神经疾病。其疼痛每次可持续数秒，每日发作数十次至数百次，痛如电击样、刀割样、烧灼样或针刺样感觉。发病女性略多于男性，发病率可随年龄而增长；多发生于中老年人，右侧多于左侧；说话、洗脸、刷牙或微风拂面，甚至走路都会导致疼痛发作；发作前常无先兆感，发作间歇期同正常人一样。

第2讲 医案篇
三叉神经痛案

三叉神经痛有原发性和继发性两种。继发性三叉神经痛指的是有明确原因造成的三叉神经痛，它可以因脑桥小脑角肿瘤、三叉神经瘤、血管畸形、动脉瘤、蛛网膜炎、多发性硬化等器质性疾病引起，而原发性三叉神经痛指的是病因不明的三叉神经痛。典型的原发性三叉神经痛可以根据疼痛发作部位、性质、触发点的存在及检查时极少有阳性体征等情况予以确诊，应与牙痛、舌咽神经痛、偏头痛等区别。

由于原发性三叉神经痛的病因学和病理学至今还不清楚，所以，治疗应以长期镇痛为目的。西药如卡马西平与苯妥英钠等具有较好的止痛作用，但由于其较为严重的不良反应，常导致患者不能耐受，而使治疗不能坚持下去。

中医学中没有三叉神经痛的病名。但其临床表现与中医学的"面痛""偏头风"等颇为相似。中医学认为本病的病因有外感、内伤两大类。外感者常由风邪夹寒、夹火杂而致病。头面位于人体之巅，为三阳经分布区域，外感致病，每与风邪有关。风性升发、向上，高巅之上，唯风可到；风邪夹杂寒邪、火热，以致风寒凝滞、风火上灼，损伤经络，引发疼痛。内伤者多由情志内伤、肝胆郁生风火上攻所致。情志不遂，能致肝失条达，肝胆郁而化火生风，风火上扰头面，损伤经络，则见头面疼痛；胆火犯胃，阳明化燥生热生风，循经上扰，亦致头面疼痛；或因情志不遂，致气滞湿阻生痰阻血，继而痰瘀互结，阻滞面部脉络，引发面痛。中医学对于本病主张辨证施治，根据不同的类型，给予针对性的治疗。原发性三叉神经痛的预后较好，应用中医中药治疗本病有明显优越性。患者经中医中药保守治疗后，病痛多能缓解。

笔者应用大柴胡汤合芍药甘草汤加减治疗原发性三叉神经痛，取得了较好的疗效。

> 处方：柴胡15~25g，黄芩10~15g，半夏10g，白芍30~60g，赤芍15~30g，枳实15g，大黄10g，炙甘草10~30g。水煎服，每日1剂。

若为风寒凝滞型，症见面痛遇寒加甚、恶寒、舌淡苔薄白、脉浮紧者等，去黄芩、大黄等，加麻黄附子细辛汤、白芷、川芎等；若为风热侵犯型，症见面痛有烧灼感、口苦心烦、口干口渴、便干溲赤、舌尖红赤苔薄黄、脉浮数或弦数等者，去川芎，加桑叶、菊花、牵牛子、钩藤、地龙等；若为胆胃郁火型，症见面痛呈抽搐样灼痛、烦躁易怒、头晕耳鸣、面红目赤、失眠多梦、口干口苦、便秘溲赤、舌红苔黄、脉弦或脉弦数等者，加龙胆、白蒺藜、全蝎、蜈蚣、僵蚕、地龙、牛膝、生地黄等；若为痰瘀阻滞型，症见面痛如锥刺刀割拒按、经久不愈、头晕头沉、胸中憋闷、舌质紫暗或有瘀点瘀斑、舌苔厚腻、脉沉涩或滑等者，加川芎、当归、桃仁、红花、制川乌、白芷、天麻、制半夏、白附子、僵蚕、全蝎等。由于三叉神经痛的不确定性，颇似"风邪善行多变"的特点，临症时要不忘祛风或息风之法。

10天为1个疗程。通常要坚持用药2~3个疗程，多数患者都能取得理想效果。对于一些靠服用卡马西平或苯妥英钠等药物止痛的患者，可以逐渐减少乃至停用药物。

临证时笔者还配合针刺疗法。取穴有风池、翳风、下关、合谷。若眼神经痛甚时，加攒竹、太阳、阳白、头维等；若上颌神经或下颌神经痛甚时，加太阳、四白、下关、听会、地仓、承浆、迎香等。主要采用提、插、捻、转等手法，刺激强度要大一些；对初针患者采用卧位，手法要轻，以免发生晕针。针刺治疗往往能迅速缓解疼痛。

患者平时要保持心情愉快，避免精神紧张；还要劳逸适度，起居有节，合理饮食，加强体育锻炼，增强身体抗病能力。

面部三叉神经分布的区域也是阳明经和少阳经循行的地方。三叉神经痛主要是外感或内伤等各种病因引起胆胃通降功能失调所致，六经辨证多为少阳阳明合病；患者多有触压两胁下抵抗感之少阳病腹症。但无论何种原因引起的疼痛均多与火邪有关；正如《证治准绳》中所言"面痛皆属火盛"。大柴胡汤和解少阳郁火，清解阳明热结，以治其本；芍药甘草汤柔筋益阴，治风解痉止痛，以治其标。二方均为出自《伤寒论》，合用后成为三叉神经痛的标本同治的有效之方。

[吴建华（wujianhua）]

眩晕案

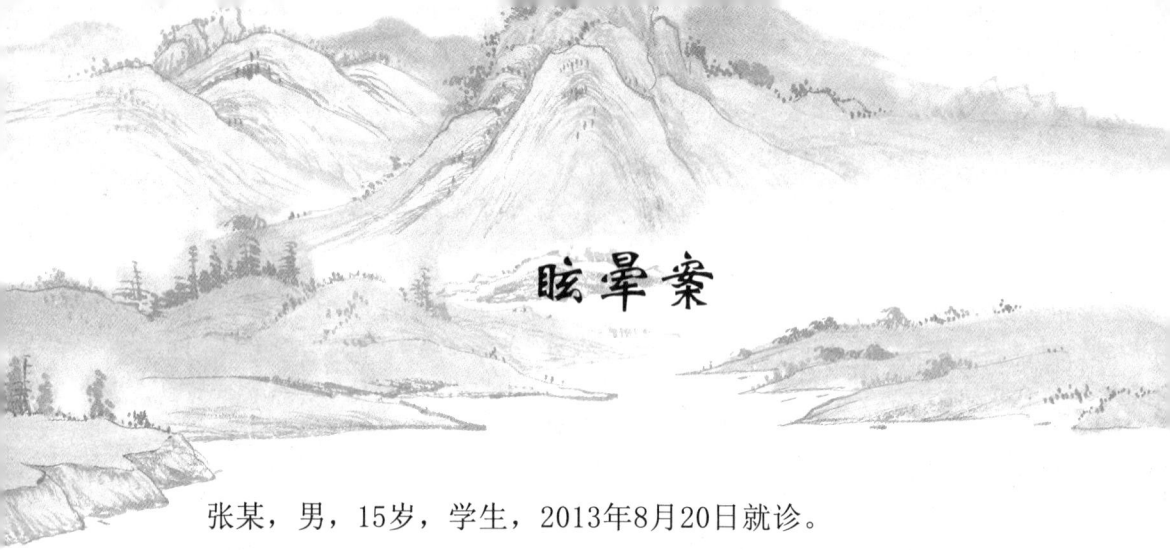

张某，男，15岁，学生，2013年8月20日就诊。

主诉：患直立性低血压7年。患者7年前一次早晨起床时，突发眼前黑矇，头晕欲仆，少顷好转。到医院诊查后未给以明确诊断，嘱服用晕痛定了事。嗣后，患者每在站立或改变体位时即感头晕，卧于床榻后即可缓解。在家人的陪同下，辗转于多家医疗机构，进行一系列详细的检查，诊断为直立性低血压。几年来反复诊治均未见明显好转。

刻诊：体位改变或站立时即发晕眩，时而恶心呕吐，逐渐体重下降，心悸胸闷气短，食少便溏，舌体胖大、苔白腻，脉迟缓。

辨证：眩晕（脾肺气虚，痰饮上逆）。

治法：补益脾肺，温化痰饮。

方药：苓桂术甘汤加味。

处方：茯苓20g，桂枝15g，白术15g，炙甘草10g，黄芪20g，党参15g，柴胡10g，升麻6g。

连服10剂后，诸症基本消失，食欲渐增，卧位及直立血压均为120/70mmHg。随访1年未见复发。

按：患者被西医诊断为直立性低血压。直立性低血压是由自主神经功能失调所致的一种病症，临床表现为患者从卧位到坐位或直立位时，或长时间站立时，出现血压突然下降（超过20mmHg），并伴有如头昏头晕、视物不清、心悸乏力、恶心纳呆、认知功能障碍等明显症状，有些患者需长期卧床休息才行。本病属于中医学"眩晕"范畴，其表现与苓桂术甘汤证中"起则头眩"症极为相似。《伤寒论》67条说："伤寒若吐若下后，心下逆满，气上冲胸，起则头眩，脉沉紧，发汗则动经，身为振振摇者，茯苓桂枝白术甘草汤主之。"头乃清阳之府。脾肺阳虚，中土失运，痰饮内生，阻滞清阳，清阳不能上达清空，则头眩头晕；当人体由卧位变为坐位或立位时，阳虚更不能升清于上，清窍反被上冲之痰饮所蒙，故起则头眩发作或加重。治疗应从两个方面着手，一面振奋脾肺阳气、升举清阳，一面祛除痰饮水湿。方中茯苓益脾利水渗湿；桂枝温阳化气，平冲降逆；白术健脾燥湿；炙甘草补脾益气。加用黄芪、党参、柴胡、升麻补益脾肺，升举清阳，取补中益气汤之意。全方配伍后，共奏温阳化饮、健脾益气、升举清阳、降下痰浊之功，从而达到治疗"起则头眩"的目的。所谓"离照当空，阴霾四散"。经方大家刘渡舟教授评价苓桂术甘汤时说"药仅四味，配伍精当，大有千军万马之声势，临床疗效惊人"，果不虚言。

[吴建华（wujianhua）]

发热案

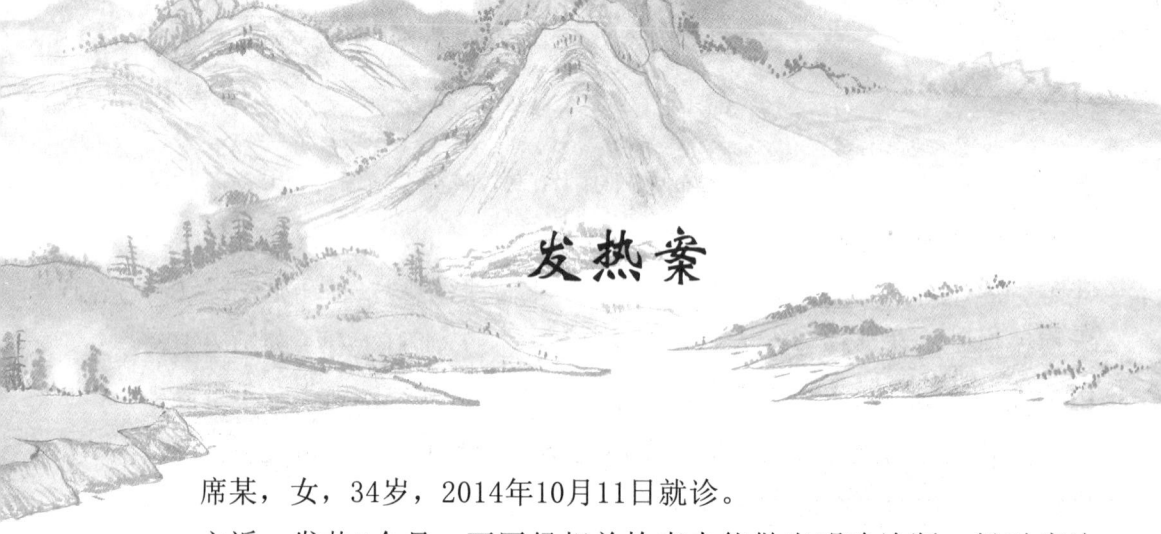

席某，女，34岁，2014年10月11日就诊。

主诉：发热3个月，西医经相关检查未能做出明确诊断，经对症治疗也未见疗效。

刻诊：发热（37.6～38.3℃），午后疲困无力，大便干结、排出不畅，舌质暗红、苔薄白腻，脉短弦滑。患者有情志抑郁不畅史。

辨证：木郁土滞。

治法：疏肝解郁，和胃降逆。

方药：四逆散加味。

> **处方**：柴胡15g，白芍20g，枳实15g，炙甘草6g，葛根20g，竹茹15g。

服药5剂后，体温恢复正常，伴随症状消失，舌脉正常。1个多月来，随访患者未见再发热。

按：四逆散方出自《伤寒论》318条，由柴胡、白芍、枳实、炙甘草4味中药组成，具有疏肝解郁、透达郁热的功效。本例患者因生气导致肝气郁滞，木旺乘土，肝胃积滞，郁热不散，出现发热病证。方中柴胡、白芍疏理肝气，白芍、甘草相配即为芍药甘草汤，用以柔肝养肝；葛根升举脾胃之清阳，有"火郁发之"之用；枳实、竹茹和胃降浊。全方合用共奏疏肝和胃、解热降浊之功。四逆散的功用为"疏肝理气，调和脾胃"。方中柴胡、芍药为肝药；枳实、甘草为脾胃药，所以能疏肝理气、调和脾胃。一是芍药、甘草相伍为芍药甘草汤，可以缓筋挛、除血痹，有缓急止痛之功；一是枳实、芍药相合为枳实芍药散，主治产后腹痛、烦满不得卧之证。本经方是由两个经方和合加柴胡而成的方剂。后世的柴胡疏肝散、逍遥散等著名方剂都是由此方加减变化而来。

[吴建华（wujianhua）]

复发性口疮案

陈某，女，37岁，2003年4月9日就诊。

患复发性口腔溃疡10余年。口疮发作后不易收口，严重时可溃烂1个多月，收口后10～15天又再次发作。经常服用清热泻火和抗生素等中西药物，始终未见寸点疗效。此次溃疡发作已3天。

刻诊：口腔内侧及舌体有大小不等的溃疡数个，色泽淡红，疼痛难忍，妨碍饮食；面色㿠白，神疲气短，四肢逆冷，大便溏薄，口臭口干，舌淡嫩苔白，脉沉迟少力。

辨证：口疮（脾胃虚寒，阴火上逆）。

治法：温补中阳，敛疮生肌。

方药：黄芪建中汤加减。

> 处方：黄芪15g，桂枝15g，白芍20g，炙甘草20g，饴糖30g（烊化），生姜15g，大枣15g，枳实15g，升麻6g。水煎服，嘱其在病变部位点敷冰硼散。

用药7剂后，口疮渐收，疼痛渐消，饮食恢复正常，全身伴随症状显著改善；基本守原方再进14剂，诸症消除。后嘱患者服附子理中汤和葡萄糖酸锌，又调治月余，口疮自此未再复发。10年来多次遇到该患者都问及口疮一事，都答一直未再发作。

按：复发性口疮是指在口腔唇舌部位反复发生溃疡的一种病证。表现为发病部位出现谷粒样大小的圆形或椭圆形小溃疡区，短期内溃疡面积增大，边界清晰，中心微凹陷，表面覆盖一层淡黄色假膜，溃疡周围

第2讲 医案篇
复发性口疮案

黏膜充血，其底扪之不硬；溃疡数目为1至数个；溃疡形成后有较剧烈的烧灼样疼痛感。口疮经7天左右溃疡可逐渐消失，但经过长短不一的缓解期后又可复发。中医学称之为"口疮"。《黄帝内经》最早记载了本病，如《素问·气交变大论》说："岁金不及，炎火乃行……民病口疮。"后世医家从不同角度对本病的病因病机进行了阐述和发挥，认为导致口疮的病因固然离不开"火"，但有虚火和实火之别。宋代《圣济总录》中记载："又有胃气弱，谷气少，虚阳上发而为口疮者，不可执一而论，当求其所受之本也。"指出中阳不足也会引发口疮，对临证很有指导意义。明代张景岳在《景岳全书》中详述了口疮的证治。他说"口舌生疮，固多由上焦之热，治宜清火，然有酒色劳倦过度，脉虚而中气不足者，又非寒凉可治，故虽久用清凉终不见效。此当察其所由，或补心脾，或滋肾水，或以理中汤，或以蜜附子之类反而治之，方可全愈。此寒热之当辨也。"当今社会上，在一些患者或医者当中早已形成了喜寒凉恶温热的风气，每遇病患不问青红皂白，不行辨证，一律认为是火热所致，因此或服用寒凉败阳之药，或喝败火之饮品；再者一些人长期熬夜，平素缺少体育运动，致使真阳损伤过半，因而真正是实火的患者已经比较少见了。很多疾病的发生，都与阳气不足有关。这也是扶阳学派迅速崛起的主要原因之一。根据临床观察，由阳气不足所导致的复发性口疮并不少见。

该患者开始可能有些实火方面的原因，但是因口疮反复发作而反复应用清热泻火和抗生素等药物，导致中阳大伤，太阴脾胃虚寒，中土失敛，阴火上逆，致使口腔溃疡经久不能痊愈。取仲景黄芪建中汤温中补虚、敛伏阴火。方中重用炙甘草补土伏火；加用升麻升举清阳、透热解毒，再加枳实调畅中焦气机、降下中焦浊邪，为黄芪建中汤发挥作用拓清道路，从而达到治愈口疮的目的。

[吴建华（wujianhua）]

咳则遗尿案

张某，女，35岁。2012年9月12日就诊。

主诉：咳则遗尿2个月。

患者产后2个月来，咳嗽则遗尿，经用中西药物治疗均无点效。

刻诊：咳则遗尿，咳而无力，时吐清稀涎沫，面白无华，易感冒，口淡纳呆，小便清长，舌白、少苔，脉细弱。

辨证：由上焦阳虚，肺中虚冷，上虚不能治下所致。

方药：拟甘草干姜汤加味治之。

> **处方**：炙甘草30g，炮姜30g，桔梗10g，杏仁10g，五味子15g，乌药10g。

服3剂症减，7剂后诸症均消，舌脉恢复正常。

按：咳则遗尿多见于年老体弱者和产后妇女，多伴见甘草干姜汤证，如头晕目眩，面色㿠白无华，咳唾涎沫，口渴不欲饮，小便频数或遗尿，舌淡白无华，脉沉细无力等。咳则遗尿在《素问》中早有记载。《素问·咳论》说："肾咳不已，则膀胱受之，膀胱咳状，咳而遗溺。"《灵枢·本输》说："少阳属肾，肾上连肺，故将两脏，三焦者，中渎之腑也，水道出焉，属膀胱，是孤之腑也。"当上焦肺中虚冷，肺失宣发，则咳而无力，津聚不化则咳吐清稀痰沫；肺通过三焦下连于肾脏，阳气亏虚，上虚不能治下，膀胱失约则遗尿。方中炙甘草甘温补中益气，补土生金，补土制水；炮姜辛温补益脾肺之阳。二者辛甘合化使温脾肺之阳得以恢复，使上不虚而能治下。加桔梗开肺气，加杏仁降肺浊，加五味子固敛肺肾及膀胱之气，加乌药温肾散寒以助膀胱气化。诸药配合共奏温肺暖脾、补上制下、固脬止遗之功。笔者应用此加减方治疗咳则遗尿多例,可谓屡试不爽。

[吴建华(wujianhua)]

自发性气胸案

黄某，女，68岁，农民。2001年10月22日就诊。

患者因用力咳嗽后突发右胸疼痛、气喘1天，以"气胸"为诊断收住我院。右肺呼吸音消失，叩诊呈鼓音。X线胸片提示右侧自发性气胸，右肺压缩80%。即行胸腔穿刺，抽出气体，经用抗生素、止咳平喘等药物治疗7天；症状虽有好转，但仍然感到气喘、胸闷等不适；再行X线片检查，提示右肺压迫50%。建议患者转用中药治疗。

刻诊：见气喘，胸中憋闷，右胸胁疼痛，咳嗽痰多，心悸，纳呆食少，唇舌发绀，舌质紫暗、苔白腻，脉弦涩。

辨证：属痰气痹阻，瘀血阻滞。

治法：理气化痰，化瘀通痹。

方药：方拟枳实薤白桂枝汤加减。

处方：枳实15g，厚朴20g，薤白15g，桂枝15g，瓜蒌20g，桔梗10g，川芎15g，丹参20g。

服药3剂后，诸症有所好转，饮食渐增；再服5剂后，诸症基本消失，X线胸片提示气胸消失。

按：自发性气胸属急危重证，经胸部穿刺后，症状多能快速缓解，但有些患者仍会有气喘、胸闷等不适存在，需要进一步治疗，对此西医还没有较好的治疗办法，中医却有比较多的优势。气胸相当于中医学之"胸痹""喘证"，辨证多为痰气痹阻。《金匮要略·胸痹心痛短气病脉证治》说："胸痹心中痞，留气结在胸，胸满，胁下逆抢心，枳实薤白桂枝汤主之。"方中枳实、厚朴宽胸下气除满，桂枝、薤白通阳散结，瓜蒌豁痰散结。桔梗为胸肺之舟楫，加桔梗以宣降胸肺；加川芎、丹参以活血通痹止痛。全方共奏行气开胸，活血通痹之功。

[吴建华（wujianhua）]

头痛案

郑某，女，38岁，农民，2009年11月22日就诊。

主诉： 头痛3个月。3个月前在田间劳动时，遭遇雨淋后出现整个头部沉痛不已症状。为此曾多处就医，所服中药和西药不可计数，均未能获效。

刻诊： 患者头痛感寒遇冷则加剧，在日光照射下疼痛乃减，整日头戴棉帽，畏寒怕冷，四肢肘膝关节以下均欠温，小便清长，舌苔白腻，脉象沉细而紧。

辨证： 卫阳不足，寒湿上犯，清窍不利。

治法： 温阳散寒，化湿通窍，开痹止痛。

方药： 拟方甘草附子汤加减。

> **处方：** 炮附子15g（先煎），炙甘草10g，白术15g，桂枝15g，川芎20g，羌活15g。

服药7剂后，患者摘掉帽子，头痛及伴随症状均大减；又进7剂后，头痛等症状从此消失。

按： 头为诸阳之会，清窍聚于头颅。"邪之所凑，其气必虚"，卫阳不足，风寒湿邪上犯清阳，阻滞清窍，清窍不利，头痛生矣。方中附子扶阳温经，散寒止痛；白术健脾运湿，固表助卫；桂枝解肌祛风，温阳化气；炙甘草补中益气。全方共奏温阳化湿，散寒止痛之功。川芎辛温"主中风入脑头痛"，为治疗头痛要药，故加之；加羌活有散寒祛风，胜湿止痛之妙。

[吴建华（wujianhua）]

痛经案

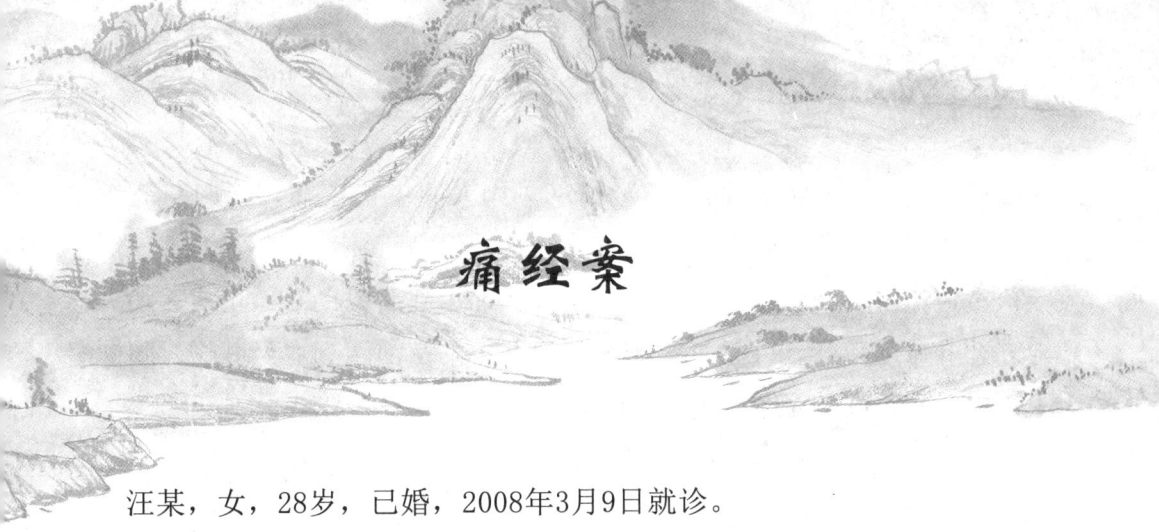

汪某，女，28岁，已婚，2008年3月9日就诊。

主诉：经行腹痛13年。每于行经前3天即发腹痛，疼痛难忍时常需服吲哚美辛（消炎痛）等止痛药才能缓解，为此苦不堪言。患者经中西医妇科诊治都未能获效；期望结婚生育后，痛经好转乃至痊愈。患者于3年前生育一子，待6个月后月经来潮时痛经仍如结婚前一样发作。此次于经期前5天来诊。

刻诊：痛经，白带量多如注，周期和经量尚可，头晕目眩，面色萎黄无华，心烦寐少，腰背酸痛，下腹坠胀，舌暗淡、边有齿痕，脉弦细而缓。

辨证：属血虚肝旺，脾虚湿滞，胞络不通。

治法：养血平肝，健脾利湿，和血通络。

方药：方拟《金匮要略》当归芍药散加减。

处方：当归15g，白芍30g，赤芍20g，川芎15g，红藤30g，茯苓30g，泽泻15g，白术30g。嘱每个月经周期服药7剂，于行经前3~5天开始服药，每日1剂；注意平时腹部保暖，禁食寒凉食品。

患者连续服药3个月经周期后，于第4个行经期痛经及伴随症状均完全缓解。后随访2年，痛经均未再发。

按：痛经有虚实之分。实由寒湿浊邪阻滞气血，胞络阻滞，不通则痛；虚由肝肾气血亏损，胞脉失荣，不荣则痛；临证还有虚实夹杂者，如本例患者病理因素涉及肝血不足，脾虚失运，湿浊阻滞等。仲景《金匮要略·妇人杂病脉证并治》说："妇人腹中诸疾痛，当归芍药散主之。"方中当归、白芍、赤芍养血和血，缓急止痛；川芎行血中气滞；茯苓、白术健脾除湿；泽泻渗利水湿；加用红藤以助活血止痛之功。该方补肝血与疏肝气并举，健脾与利湿并行，从而达到血足肝畅、脾健湿化、气血和调、痛经自止的目的。

[吴建华（wujianhua）]

经期感冒案

陈某，女，34岁，江苏省淮安市某教育集团老师。

2014年9月12日下雨受冷，晚上回家后发现来月经了，当晚就觉得头痛，发热（没量体温）。9月13日、9月14日两天在家休息，感觉发热不厉害，未予重视。9月15日到校忙碌一天，晚上又热起来，头痛得厉害，于是喝热水盖被子捂出些汗来。9月16日感觉好多了，晚上到家把阳台上的鱼腥草摘了点煮水喝，晚上又是一身汗。9月17日早上感觉不错，嗓子不那么痛了，之前是咽口水都痛。可是下午又热起来，头痛严重，只要不喝热水多盖被子一点汗都没有。右边嗓子疼痛，能摸到硬的东西，校医查看说是扁桃体肿大、舌淡苔白。据此处方如下。

> 处方：柴胡15g，黄芩10g，半夏10g，党参10g，生姜10g，大枣10枚，炙甘草10g，桂枝15g，白芍15g。

9月17日19:30首服，9月18日凌晨1:30感觉好多了，发汗但不是大汗淋漓。接着用二服，9月18日6:00起床感觉右边嗓子通畅，咽口水不痛了，头也不痛，症状好了一半，但口中右上边有个溃疡，早上腹泻，但肚子不痛。中午11:00感觉症状只有原来五分之一，工作起来格外有精神。嘱再服1剂，共2剂药，病愈。

按：《伤寒论》第145条说："妇人伤寒发热，经水适来，昼日明了，暮则谵语，如见鬼状者，此热入血室。治之无犯胃气及上二焦，必自愈。"这是仲景先师描述的妇人伤寒发热，恰逢月经来临，邪热乘血室初开侵入血室的一种症状。患者并不知道什么是"胃气及上二焦"，也不知道怎样做才"无犯胃气及上二焦"，所以这句话是仲景告诉医生在治疗这种患者时注意处方用药"无犯胃气及上二焦"，病"必自愈"。患者已达"暮则谵语，如见鬼状"的严重程度，不能不就医，既然就医就涉及医生如何治疗，这就进一步说明了"无犯胃气及上二焦"的重要性。对于这种严重症状仲景只是提出了一个基本原则，并没有处方。所以后世医家各出其方，陆渊雷用小柴胡汤取效，曹颖甫主用大柴胡汤，笔者则主用加量柴胡桂枝汤，因病起"伤寒发热，经水适来"，说明外证未罢，有桂枝汤证，当用桂枝汤。"经水适来"，血室初开，热入血室，这与《伤寒论》第97条"血弱气尽，腠理开，邪气因入，与正气相搏，结于胁下，正邪分争，往来寒热，休作有时，嘿嘿不欲饮食。脏腑相连，其痛必下，邪高痛下，故使呕也，小柴胡汤主之"的小柴胡汤证是何等相似，而其理则一，所以又当用小柴胡汤，综合考虑当用桂枝汤合小柴胡汤（即"加量柴胡桂枝汤"，柴胡桂枝汤实际上是"柴胡桂枝各半汤"），外证重用"桂枝二柴胡一汤"，热入血室重用"柴胡二桂枝一汤"，全外证用桂枝汤，外证已罢，热入血室用小柴胡汤。这就是《伤寒论》第144条所说的症状："妇人中风七八日，续得寒热，发作有时，经水适断者，此为热入血室，其血必结，故使如疟状，发作有时，小柴胡汤主之。"妇人中风七八日，外证已罢，"寒热发作有时"已罢，此时恰逢月经中断，邪热乘血室空虚而入血室与血互结而"续得寒热，发作有时""故使如疟状"，这时就该用小柴胡汤，并且只能用小柴胡汤，而不是瘀血凝结，所以不用桃核承气汤或抵当汤。若把原文中"经水适断者"移入"七八日"下，这样就显得更合理，更容易理解原文。

　　仲景描述的"妇人伤寒发热，经水适来，昼日明了，暮则谵语，如见鬼状"的"热入血室"证是一种症状非常严重的病，临床上有，但是病例比较少。而"热入血室"证的轻证经期感冒临床上却很普遍，斟酌使用加量柴胡桂枝汤，桂枝二柴胡一汤，柴胡二桂枝一汤，桂枝汤，小柴胡汤往往获得良效。诚如本案患者，就是一个"热入血室"证的轻证经期感冒，两剂加量柴胡桂枝汤获良效即是明证。

〔吴松涛（中医老土枪）〕

眩晕案

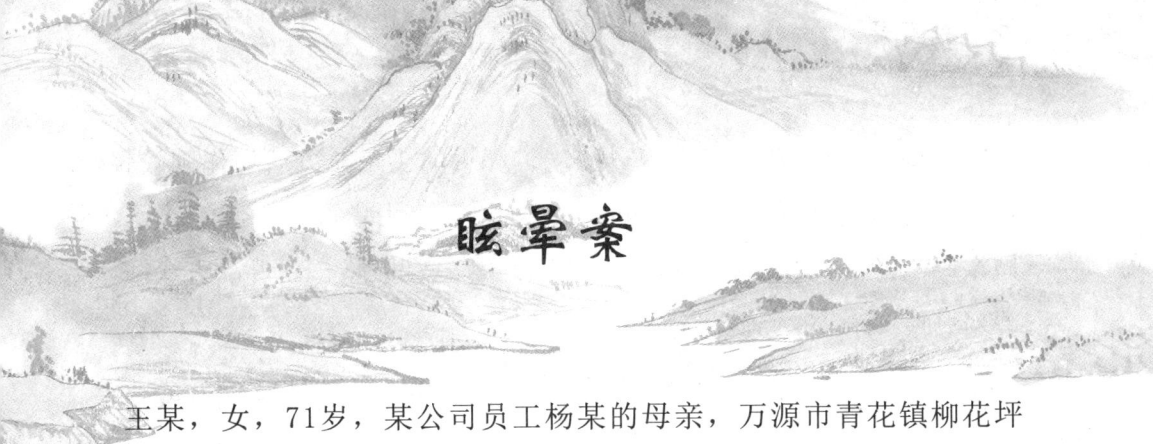

王某，女，71岁，某公司员工杨某的母亲，万源市青花镇柳花坪村人。

患头晕，于2014年7月初在某医院住院治疗。8月22日出院后于万源市某医院住院，其间除静脉滴注，服用西药外，也服中药，医院某医生处方如下。

> 处方：郁金30g，粉葛60g，决明子40g，丹参30g，红曲2g，菊花40g，野天麻30g，酒大黄20g，当归40g，黄芪60g，泽泻20g，川芎30g，甘草12g，水蛭22g，赤芍40g，地龙40g。

患者于9月2日出院。9月5日中午又出现较严重的头晕，于9月6日邀余诊治。

患者头晕，不痛，但昏沉沉的，颈部僵硬不舒，走路、站立不稳、摇晃害怕摔跤，口不渴，喜热饮，口有点苦，尤其清晨口苦较重，不流汗，纳食一般，偶尔不消化，大小便正常，舌略紫红，苔薄白。头晕从2014年2月8日开始，至今已半年余，每做梦都是滚到水凼凼里爬不起来，挣扎至醒或被叫醒后头更晕，坐立不稳，家务俱废。西医量血压：150/100mmHg。头颅CT：右侧基底节区腔隙性脑梗死。处方如下。

> 处方：茯苓20g，桂枝15g，白术10g，炙甘草10g，怀牛膝15g，当归10g，丹参15g，生姜10g，半夏15g，柴胡10g，黄芩10g，党参10g，3剂。嘱停所有西药和其他中药。

患者服第1剂药期间出现过一次较严重的头晕，之后再作则较轻，3剂药后患者病情减轻。有效果，又续服3剂，头晕进一步减轻，已不再做滚到水凼凼里爬不起来的梦，头脑清醒，口仍然有点苦，舌淡红、苔薄白，口不渴。

于9月24日二诊，上方去当归，丹参，加泽泻20g，钩藤15g，菊花10g，陈皮10g，赭石20g。3剂。

共9剂头晕除，饭量增加，每餐能吃两碗饭，洗衣煮饭、扫地抹屋一应家务如常。早晚下楼散步聊天，逢场赶集和正常人一样，痊愈。随访3个月，身体健康，头晕未复发。

按：眩晕一证历代医家论述颇多，有因风立论的；有因火立论的；有因痰立论的；有因虚立论的，临床上不易掌握。是否有一种比较简单的方法能执简驭繁，简便易行呢？笔者试作一探索：把风、火、痰、虚集中于少阳枢机不利身上，风、火集中于少阳实证身上，用四逆散打底，在此基础上或合方或加减，痰、虚集中于少阳虚证身上，用小柴胡汤打底，在此基础上或合方或加减，即可达到执简驭繁，简便易行的目的。风、火属阳属实，用四逆散枢转少阳枢机，泻实祛邪，风散火泻眩晕自除。痰湿水饮，气虚属阴属虚，用小柴胡汤枢转少阳枢机，扶正祛邪，枢转三焦水道，痰湿水饮自除，气虚得补，眩晕自除。临床在此基础上根据风、火、痰、虚各有侧重不同，或合相应方剂或加减，疗效显著。现代经方大师江尔逊先生认为："眩晕的发作，并非风、火、痰、虚四者各自单独为患，而是综合为患"，在此基础上合小柴胡汤、二陈汤、泽泻汤加减创立治疗眩晕的高效方剂柴陈泽泻汤，值得重视和参考。本例患者即少阳虚证水饮上逆，用小柴胡汤合苓桂术甘汤加减，疗效不错。

［吴松涛（中医老土枪）］

瞤目案

汪某，男，5岁，某公司员工段某外孙，于2014年8月14日就诊。

患儿看电视久后眼睛不停地眨并挤眉弄眼，眼睛发红，扁桃体轻微发炎，吃饭不好，喝水不多，大便正常，手掌心，脚掌心随时都是汗涔涔的，背心爱流汗，晚上睡觉汗多，舌淡苔白。处方如下。

> 处方：桂枝5g，白芍10g，生姜3片，大枣2枚，炙甘草5g，龙骨10g，牡蛎10g，柴胡10g，黄芩5g，半夏5g，党参5g，龙胆5g。

2剂痊愈。

按：患儿以看电视久了不停眨眼、眼红等眼科症状就诊，仔细询问有手掌心、脚掌心、背心流汗及睡觉汗多等症状，这是一个虚劳患者外泄外漏的典型症状。瞤目乃是汗出过多经脉肌肉失却津液濡养而痉挛产生的不自觉症状，所以首选桂枝加龙骨牡蛎汤治疗。虚劳患儿孩的外泄外漏症，加量白芍与炙甘草组成芍药甘草汤以滋津液缓急解痉。"肝开窍于目"，眼睛发红与肝热郁滞与目有关，扁桃体发炎与邪热郁滞扁桃体有关，加之吃饭不好，所以再用一个小柴胡汤枢转少阳枢机，进而枢转寒热枢机使邪热下行外达，加龙胆一味直泻肝热。最终处方组成即桂枝加龙骨牡蛎汤合小柴胡汤加味。药与病机相符，疗效显著。

[吴松涛（中医老土枪）]

厌食案

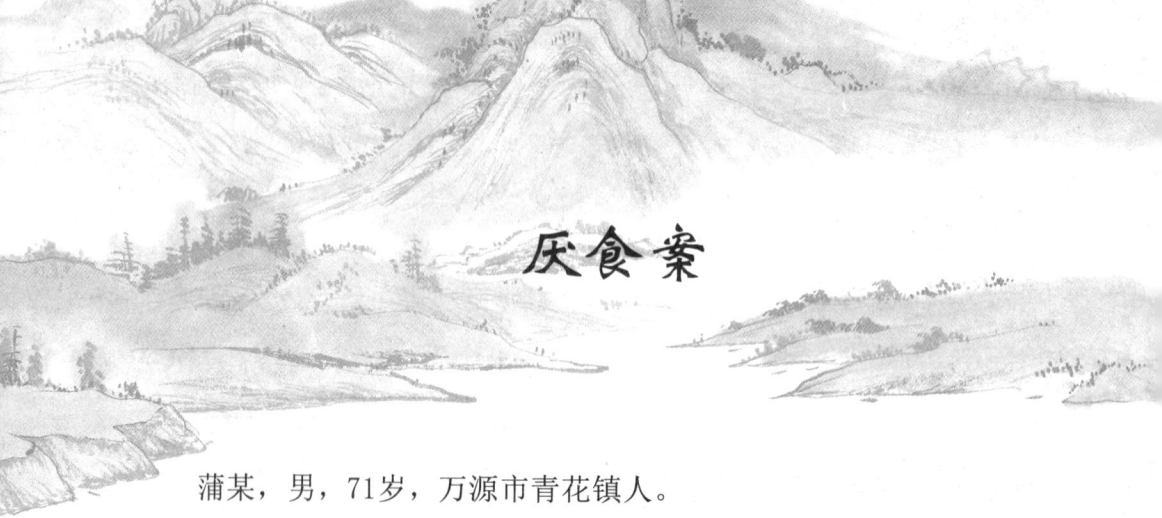

蒲某，男，71岁，万源市青花镇人。

2014年5月20日，慕名前来治疗胃病，主要症状就是不想吃饭，久不大便。细寻致病之由，患者自述：正月初十（即2014年2月9日）突发脑出血后呕吐，从青花一直吐到万源，在万源吐了两天，病情缓解稳定后出院回青花，饭量逐渐减少，以至于胃感到空虚，但不感到饿，不想吃饭，即使饭在咽喉也不想往下吞。久不大便，腹胀严重，想解又解不出，解出又多干燥，有时前干后稀。手指缝和腋窝有汗涔涔的感觉，小便少。舌淡苔白，舌胖，口不渴。患者十分消瘦，面色白，对病愈没有信心，常自叹："怕是治不好了。"处方如下。

> 处方：桂枝10g，白芍10g，炙甘草10g，生姜10g，大枣10g，柴胡10g，党参10g，半夏10g，吴茱萸10g，山药30g。3剂。

6月1日二诊：药已服3剂，已能吃半碗饭，大便通畅，不服药大便又不通，口不渴，小便正常，心中感到提不起气，处方如下。

> 处方：上方去吴茱萸，加黄芪30g，改炙甘草15g，党参15g，柴胡15g，半夏15g，桂枝15g，余药不变。3剂。

6月底在街上遇到患者，说：二诊方吃6剂，饭可以吃一碗，或者饺子可以吃10～14个，大小便正常，手指缝和腋窝不再有汗而停药。8月2日患者带表亲宋某来看胃病时说一餐可以吃20个包心汤圆，或者饭可以吃一碗到一碗半，面色红润，精神头好，很是高兴。

  按：该患者不想吃饭、久不大便等一系列症状源于突发脑出血后呕吐的吴茱萸证，有吴茱萸汤证的后遗因素，所以一诊方中用了吴茱萸汤。同时有手指缝和腋窝汗涔涔的感觉，这属于表虚证候，所以用桂枝汤治疗。久不大便、腹胀严重等症状结合舌象看绝不是胃家实的承气汤证，也不是阳虚寒盛的"便结"证，而是头汗出、口不欲食、大便硬的"阳微结"证，用小柴胡汤，去黄芩终究与患者一派虚寒证候不宜，加一味山药养胃宜胃阴，药证相合，3剂即见效。二诊方仅加一味黄芪，其余相关五味子药仅改变剂量，共9剂收功。此案中一诊方十分关键，一旦有闪失后果不堪设想。前医用过健脾消食药，胃口终究打不开。用过承气类方、麻子仁丸等通便利肠药，大便今日通明日又不通，终不建功，原因在于病机不明，起手便错。除了临床需要仔细辨证以外，还需要积累一定的知识和临床经验，需要相当长一个过程。

〔吴松涛（中医老土枪）〕

嗜睡案

吴某，男，23岁。

大学毕业工作落实后回家小憩。睡眠多，上午八九点钟起床，吃了午饭又睡，可以睡到晚饭时间，晚上11:00入睡第二天上午醒来，开始大人以为孩子才回家，乘车劳累，或者由于熬夜看球，后来发现孩子成了睡时龙（瞌睡虫，嗜睡者），于是于2014年7月28日前来就诊。

患者脸色白，肌肤发凉，自认为天气太热，吹电风扇太久而受凉所致。我开始也以为此，一派少阴寒证表现，应该用麻黄附子细辛汤，但当我看见患者的舌象时，改变了看法。患者舌红，舌头前1/3范围内尤其如此，舌面起红钉，舌苔薄白。这是阳郁于内不外散，热郁于内不外达的少阳实证，为四逆散证，基于此，处方如下。

> 处方：柴胡15g，枳实10g，白芍20g，炙甘草10g，黄连15g，黄芩15g。

患者母亲到药铺拿药时认为患者的郁热证，可能一家人都有，于是将所有药物加一倍剂量，熬制完一家人服用，结果两个大人没事，患者服后就腹泻，一下午腹泻三次并且出现肚脐周围痛，患者母亲粗通医理，于是用艾条灸肚脐，脐周痛消除，腹泻也好转，患者精神转好，瞌睡变少，按时起床、吃饭、睡觉，于8月1日到单位报到上班。

按：本案的嗜睡证从外证看属于少阴虚寒证，但是从舌脉看，绝不是舌淡白、脉微细的少阴舌脉。外证虽有嗜睡证，类似于"但欲寐"，但"舌红，舌头前1/3范围内尤其如此，舌面起红钉"也不是少阴舌的表现。这个证候属于阳郁于内不外散，热郁于内不外达而形成的内阳外阴、内热外寒郁证。用四逆散枢转阴阳枢机，枢转寒热枢机，使阳气外散，内热外达，这个嗜睡证即痊愈。方中所加黄连，黄芩以泻内热，量偏大，10g即可。可是患者母亲又私自将所有药物加量一倍以致药后腹泻，脐周痛，这是没有想到的，也是无可奈何的。

[吴松涛（中医老土枪）]

足跟痛案

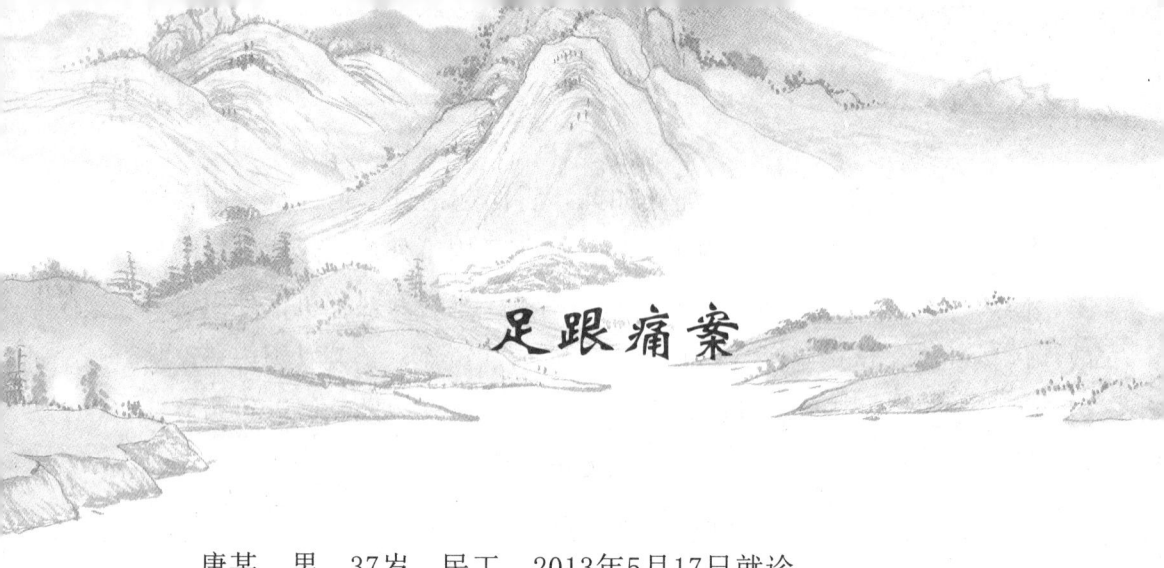

唐某，男，37岁，民工。2013年5月17日就诊。

右足跟痛半个月余，行动、负重时疼痛加重。曾到某医院经X线片检查跟骨未见明显异常，服抗炎止痛西药能暂时缓解，但劳累、负重后又复发，走路足跟着地和提脚起步时都痛。右足跟未见红肿热，触按无明显疼痛，但屈伸踝关节时便有疼痛，冷水洗脚后及行动负重更易疼痛。易疲乏，面色少华，舌苔薄白，脉弦而虚，尺脉尤甚。

诊断：足跟痛，西医称为跟腱炎。

辨证：过劳致气血不足，肝肾虚损，筋骨失养。

治法：补气血，益肝肾，壮筋骨。

方药：双补跟痛宁方加味。

> 处方：当归15g，黄芪60g，杜仲30g，续断30g，狗脊30g，怀牛膝15g，五加皮15g，桑寄生15g，白芍30g，肉桂6g，制附子12g，补骨脂15g，炙甘草10g。5剂。

每剂先煎3次，煎取药汁500ml，每次温服100ml，每日3次。药渣晚上另煎，热汤熏、泡足部，每剂用两晚。

5月31日复诊：疼痛基本消失，仅走路足跟落地过重时有轻微疼痛。原方去白芍、甘草，加熟地黄30g，山茱萸15g，山药15g，5剂巩固善后。随访半年未见复发。

按：足跟痛是常见的足筋骨病症，多发于体力劳动者、足部易接触风寒水湿环境者，或走路姿势不当者，也见于老年筋骨老化者。西医经X线片等检查跟骨未见异常者多诊断为非感染性跟腱炎；跟骨出现骨刺者诊断为跟骨退行性病变（骨质增生）。足跟为筋骨之所聚，为肝肾所属。其痛之证有虚有实。实证如患者或因天热贪凉冷水洗足，或赤脚久立寒湿之地，受风寒水湿所伤等因素，而致寒湿凝滞、风湿痹阻，足跟部筋骨气血不通则痛。寒湿凝滞者治宜温经散寒祛湿为主，佐以活血通络，方选当归四逆汤合附子汤加减；风湿痹阻者治宜祛风化湿，蠲痹通络，方用麻杏苡甘汤或蠲痹汤加减。寒湿凝滞和风湿痹阻日久，都可因气血阻滞而致血瘀，或郁久化热。治疗又当分别加入桃红四物等活血化瘀之剂，或四妙散等清热利湿、宣通经络之方。虚证或因先天禀赋不足，或强力劳动损及筋骨，或纵欲无度，或久病大病之后，或失血过多，如妇女分娩时大出血或产后反复子宫出血，导致肝肾亏损，气虚血亏，足跟部筋骨失荣亦痛。肝肾亏损者治宜滋补肝肾，偏肾阳虚者（足冷，不耐久立），可用右归丸加味；偏肾阴虚者（局部或足胫时热）方用左归丸化裁。气虚血亏者治用益气养血法，方用十全大补汤加减。

由于当今社会和经济的快速发展，人们的生产、生活条件都有了很大改观，赤脚接触水湿的情况已经很少见，笔者临床所见，足跟痛者以虚证居多，肝肾亏损与气虚血亏二者往往同见一体，难以分开。如本案便是，既有气血不足，又有肝肾虚损之肾阳偏虚。故笔者采用气血、肝肾同补，以壮筋骨之法，用自拟双补跟痛宁方通治虚证类足跟痛，以黄芪、当归、杜仲、续断、狗脊、怀牛膝、五加皮、桑寄生补气养血，益肝肾壮筋骨之品为基本方，偏阳虚者加肉桂、附子、补骨脂，甚者加鹿角胶（代）或鹿角片（代）；偏阴虚者加熟地黄、枸杞子、玄参、黄柏；有气滞血瘀之象者加木香、红花；痛甚者加白芍、甘草。临床治疗25例，显效17例，有效8例。本案即显效数中的一例。

[罗碧贵（仁心妙手）]

"鸡爪风"案

杜某，女，47岁，元石乡农民。2014年10月18日就诊。

双手臂、手指阵发性拘挛强急近6天，发作时手臂、手指拘急强直不能屈伸，初起时伴头项强痛，畏寒怕冷，无汗。这类病证民间称为"鸡爪风"，患者初起也如此认为，照民间的办法把手臂甩一甩，但却无效，经当地乡医治疗，头项强痛、怕冷减轻，但手臂仍阵阵拘急，时有双侧头痛，无汗，并见口渴。舌苔薄白微干，脉沉缓。

此为《金匮要略》之痉病，处以瓜蒌桂枝汤加味。

> 处方：天花粉20g，桂枝30g，白芍30g，炙甘草20g，川芎15g，鸡血藤30g，大枣20g，生姜20g。3剂。

每剂不足9元，患者有些疑虑："这么几味药，又这么便宜，起不起作用？"笔者回答："治病药不在多，价不在贵，您放心服用，保证起作用！"

10月25日患者持上方来诊，笔者问："您的鸡爪风好了没有？"患者高兴地说："好了！好了！头也不痛了。我今天来找你给我医妇科带症。"笔者心中思之，金匮之论果然不虚，所定之方果然神效，遂为其诊察后处以治疗带下病方了之。

按：本地民间把手指连手臂突发痉挛的现象称为"鸡爪风"，自解的临时办法是把手臂甩几甩，加快血液循环，也能缓解应急，反复发作者需适当药物治疗才能根治。但这种"鸡爪风"一般不伴见头项痛和畏寒等兼症，多见于阴血亏少之女性，治疗多用养血舒筋或活血解痉法，但本例实为《金匮》之痉病，治法也异。《金匮要略·痉湿暍病脉证治第二》云："太阳病，其证备，身体强，几几然，脉反沉迟，此为痉，瓜蒌桂枝汤主之。"本例发病后的症状，已具备"太阳病，其证备"的特点，虽无"身体强"，却见双手臂、手指阵阵拘急强直不能屈伸，实与"身体强，几几然"性质相同；原条文谓"脉反沉迟"，沉本痉病之脉，迟非内寒，乃津液少而营卫之行不利所致。本例脉沉缓，缓与沉并见，可与近于迟论，其理与痉病之迟相同，但较沉迟之痉病为轻，为风淫于外，津伤于内，故见手臂手指拘急强直及口渴。治以桂枝汤解肌调营除其风淫，加天花粉滋其内津而濡经脉，另加鸡血藤助白芍养血柔筋，川芎活血止偏头痛，三剂而痉除。只是简单小病，不足为评。

［罗碧贵（仁心妙手）］

声带息肉案

李某，男，47岁，农民，住本县灵山镇。2013年9月6日就诊。

声音嘶哑3个月余，经多处治疗并服黄氏响声丸多瓶未见好转，今日持电子胃镜检查报告单来诊，其报告示：①左声带息肉0.2cm×0.2cm；②慢性浅表性胃炎。

现症除声音嘶哑外尚无其他不适。笔者见报告单上是耳鼻喉科医生开的检查申请单（该院无电子喉镜，检查咽喉用电子胃镜代），以往又没有治疗声带息肉的成功经验，便问患者喉科医生要求其如何治疗，患者说"他要我住院手术摘除，我又不想做手术，所以来找你开中药"。舌苔白，脉中取呈滑象。

辨证：痰气结聚，久则夹瘀，咽喉不利。

治法：化痰散结，活血利咽。

方药：方用消瘰二陈汤加味。

处方：玄参20g，浙贝母15g，牡蛎20g，京半夏15g，茯苓30g，陈皮10g，瓜蒌壳30g，乌梅15g，僵蚕15g，夏枯草20g，赤芍15g，桃仁10g，桔梗10g，甘草10g，木蝴蝶10g，天葵子20g。5剂。并嘱其忌烟、酒及辛辣刺激性食物，服完5剂后带上方再来复诊。

患者如数取药而去，过后未见音讯。2014年3月3日患者带原方来诊，未等患者开口，笔者便问：你上次来看声带息肉病是半年前，现在的情况如何？患者声音清亮地说：我那个病早就好了，我今天来是请你医腿转筋。我问：怎么好了的？他说：我就是吃了你开那5副中药就好了！我说：按照西医的治愈标准，需要再次用电子喉镜或胃镜检查，声带未见息肉才算治好了，必要时你可再找喉科开单检查一下。患者说：我这么久都没啥问题，声音很正常，说明息肉没有了，何必再去找那个苦吃！笔者尊重患者的观点，给他诊察后开了3剂主治转筋的中药，随访至今未见异常。

按：本例声带息肉虽然较小，但以往尚无用中药成功治愈的经验，应诊时只是按照辨证论治原则遣方用药试探治之，居然获效，实属意外。药用消瘰二陈汤加僵蚕、瓜蒌壳、夏枯草、天葵子化痰散结、赤芍、桃仁活血化瘀，助消瘰二陈汤诸药消痰结，桔梗、木蝴蝶利咽引经，乌梅化息肉，全方共俱化痰散结、活血利咽消息肉的功效，终以治愈。但目前仅此一例，尚无其他验案，治则、方药还有待于进一步验证。

［罗碧贵（仁心妙手）］

石淋案

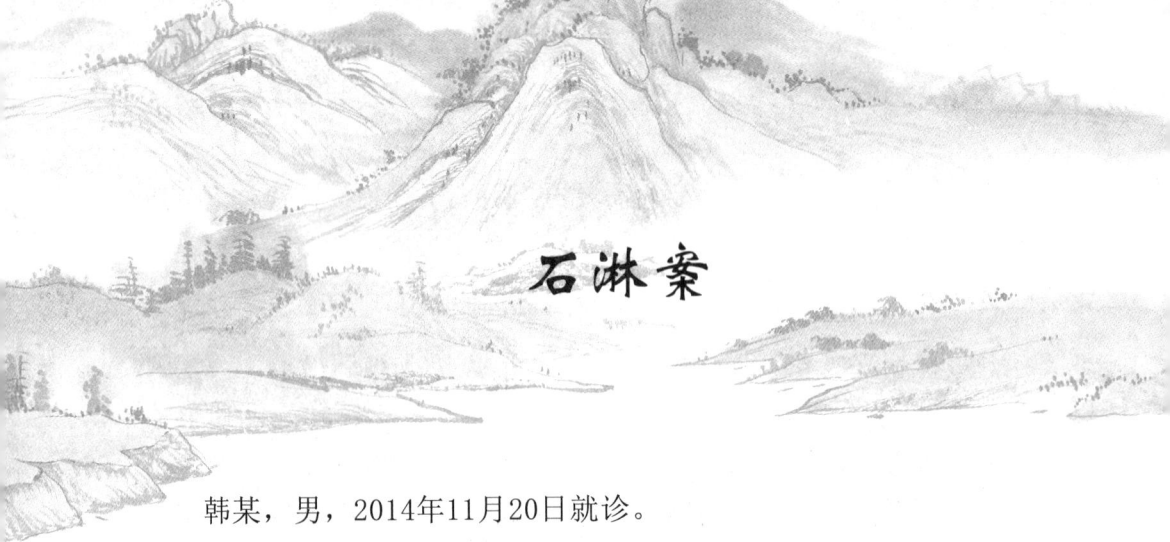

韩某，男，2014年11月20日就诊。

11月20日15：00左右，突发少腹痛，欲小便而尿少，欲大便而未解，逐渐下腹部、外阴部、大腿内侧和生殖器区域开始疼痛，阴茎顶端有堵塞感，疼痛剧烈。超声提示：左侧输尿管结石（大小约1.2cm×0.7cm）并肾盂轻度积水。

辨证：石淋。

> 处方：桂枝10g，桃仁15g（捣碎），大黄20g，炙甘草10g，加水1500ml，煎取800ml分2次，每次兑芒硝10g化开后温服。3剂。

患者当晚18：10服药1次，19：00后病情减轻80%，晚上22：00又服1次，解下不少溏便，一夜安睡，疼痛未作。

11月23日，超声提示：肾盂和输尿管内的积水较前大为减少，结石已下降至输尿管的第三个狭窄处。

> 处方：鸡内金100g，海金沙60g，研粉，早饭前冲服16g，每日1次；午饭和晚饭后冲服化石丹每次6g。并嘱患者多饮水，多运动，以化石排石。

2014年11月28日晚，患者小便时排出2粒黄豆大的结石，超声检查未见异常，告愈。

按：人体的输尿管是一对细长的肌性管道，左右各一，直径

0.5～0.7cm，全长有三处生理性狭窄：即输尿管起始处内径约0.2cm；输尿管入小骨盆上口处内径约0.4cm；输尿管膀胱连接部内径0.3～0.4cm。通常认为，小于0.6cm的结石大部分通过药物保守治疗可以排出体外，一小部分甚至可以自行排出，而这位患者的输尿管结石有1.2cm×0.7cm那么大，明显地超出输尿管三个生理狭窄处管径，根据超声显示这个结石应该是卡在第二个生理狭窄处形成了尿路梗阻，此嵌顿处上边输尿管内的尿液无法排出，蓄积停留就造成了这段输尿管的被动扩张和与其相连的肾盂积水，由于结石初期的活动和管壁的蠕动就会对输尿管黏膜造成直接损伤，发生黏膜上皮充血、水肿、坏死和毛细血管破裂出血，这就降低了局部组织对感染的抵抗力，以致嵌顿部位发生输尿管炎及输尿管周围炎。这种炎性病灶的持久刺激会出现刀割样绞痛，疼痛还会沿着输尿管向下腹部、外阴部和大腿内侧放射。

考虑此案一则病灶处充血水肿瘀血停留在所难免，二则左肾已有积水不宜采用传统的利尿排石，应该想办法减少积水。《伤寒论》云："太阳病不解，热结膀胱，其人如狂，血自下，下者愈。其外不解者，尚未可攻，当先解其外，外解已，但少腹急结者，乃可攻之，宜桃核承气汤。"患者下腹部急迫拘挛，腹诊腹痛拒按。故用桃仁、大黄活血化瘀兼通大便，用芒硝增加肠道内渗透压使水走肠间以减轻病变侧输尿管的压力，用桂枝通经活络、行血止痛。诸药合用可以改善病灶处的血液循环，消除局部的病理产物，利于结石的松动排出。

化石丹（中成药）由硝石、滑石、延胡索、茯苓、琥珀、郁金、姜黄、黄连、大黄组成，各药分的重量配比为：硝石5%～20%，滑石5%～40%，延胡索20%，茯苓5%～10%，琥珀5%，郁金5%～15%，姜黄5%～15%，黄连5%～20%，大黄5%～15%。案中所用由笔者本人配制的。

［吴生雄］

中医传薪录——华夏中医拾珍

第3讲　方药篇

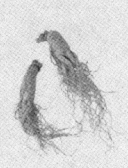

> 方者一定之法，法者不定之方，药物都有各自的治疗作用，是方最基本的单元，故理论无论多美多善，落实到治病愈疾，还得由方与药来完成，故一个好方是体现疗效的基础。方有经方、时方，单方、验方，能治病都是好方。

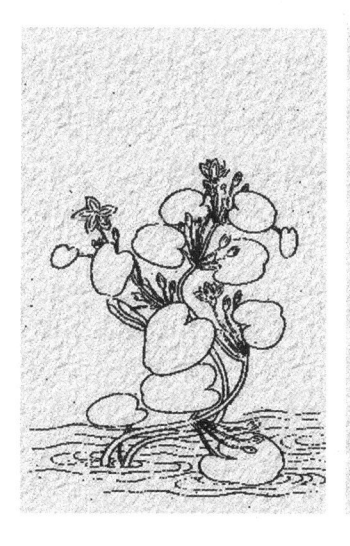

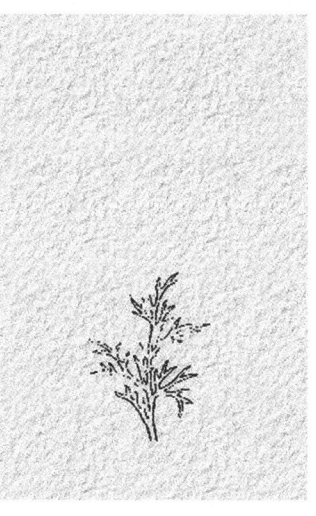

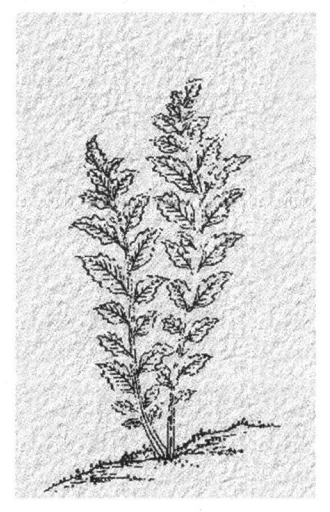

脓疱疮经验方

脓疱疮，俗称黄水疮，因其临床表现多为脓疱、易破溃流黄水而得名。

此病原本归皮肤科范畴，余虽主中医内科，对皮肤科疾病也略有涉猎。近年来，曾用下方治疗几例脓疱疮患者，疗效极佳，介绍于下，与同道分享。

> 处方：黄柏15g，大黄15g，儿茶15g，雄黄10g，黄连10g，枯矾10g，硼砂10g，栀子10g，牛黄0.5g，冰片2g。

制作方法：以上药物共研细末，掺和均匀。密封，勿泄气备用。

用法：用时将药末敷于患处，流黄水者可直接用药末敷上；如未破或已破结痂者，可用香麻油调敷。

案例：胡某，男，7岁，2014年5月12日初诊。

患儿母亲言，患此病已有半年多，多方中西医治，时好时歹，反复不愈，整个面部有长脓疱，溃后流黄水，经用上方外用治疗一周而愈，至今已半年有余，前天患儿母亲来看他病，述其儿病至今未发。

[杨　华（雄宇锦囊）]

刘帮来方药心得

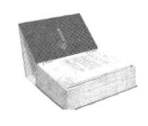

生死关头谈四逆汤

8年前,我刚刚涉医,在乡下村级卫生院做一名护理人员。

一天早上,一位妇女抱着一位7个月大的女婴就诊,坐诊的老医生诊断其为急性胃肠炎。婴儿严重脱水,手足厥冷,昏迷不醒,叫我拿处方给她输液(静脉滴注)。我看处方,有氨苄青霉素、山莨菪碱、碳酸氢钠、能量合剂等,目的是消炎,纠正脱水。输液过程4个小时多,据我观察,患儿一直下利不止,大概输进的液体,还没有拉出的多。下午6:00输液结束,医生叫她明天抱来继续输液。我心里暗想,拉的比输进的多,患儿病情并未好转,而且在加重,我当时在自学《伤寒论》,没用过经方,想给她用理中汤,觉得病重药轻,又想到四逆汤,可没用过不敢用,再说我当时人年轻,患者家属也不会相信我,万一挽救不过来,医生和家属都会怪我用药有误。就这样,心里打消了中药治疗的念头。第二天早上,就听说这个患儿在凌晨2:00死了。之后很长一段时间,我一直责怪自己,闭上眼睛就会看到患儿当时的情形。试想,医生的医学水平太差,真是误人误己。此后,除了上班时间,就苦心自学《伤寒论》。

大概过了1个月,又来一患儿,男,8个月。跟上次患儿情况差不多,也是原来那位医生处方,用药也跟上次差不多,输液5个多小时,输液过程中一直下利无休止,患儿昏迷不醒,重度脱水,手足厥冷,体温38.7℃,高热无汗,脉微细欲绝。医生和家属束手无策,我终于鼓起

157

勇气说：要么赶快转院，要么我开中药试试。那时，乡下交通不方便，县城又远，患儿病情又重，家属像抓住了救命稻草，答应让我开中药。

下利无休止，阳气下脱，可用四逆汤救欲亡之阳，可是，高热汗出，又不敢用姜附。脑中使劲回忆《伤寒论》，高热无汗可能是阴盛格阳，也可能是里虚兼表证，伤寒论阴盛格阳，用通脉四逆汤，里虚兼表证，急先救其里，也用四逆汤。于是，大胆处方：干姜10g，生附子15g，甘草10g，黄连10g。黄连味苦，可防止药物格拒，引阳药入阴，黄连又可治胃肠炎。嘱咐患者家属回去，先煎附子30分钟，余药后下，煮15分钟。每次服3小勺，不效，2小时重复一次。家属抱着孩子匆忙回家煎药服，大概过了2个小时，打电话告诉我，服药20分钟，全身大汗出，持续汗出十多分钟，高热渐退，下利亦止，患儿神志也已清醒，手足转温，汗出亦渐止，我一颗悬着的心终于放下。告诉家属2小时后再喂2小勺即停药，不能多服，清米粥调养。就这样，挽救了一个男婴。

自此之后，凡遇到这种患者，我便能够心里有数，从容处方了。有远方县城医院治疗的患者，在输液无效、病情加重，医生家属束手无策时，经朋友，亲人了解到我，在电话中问明病情，不管对方认不认识，我都会在电话中给他们处方，挽救了好多小生命。可是，想起第一次那位失去生命的女婴，心里一直耿耿于怀。

下面，我把治疗呕吐下利危重病的个人经验，公之于众，为挽救更多的患者，也算是告慰那位女婴的在天之灵。

呕吐，下利，《伤寒论》少阴篇、霍乱篇讲述非常详细，危重病多见于3岁以下小儿，最易脱水亡阳，在辨证虚实寒热，医者迷惑辨别不清时，患者只要出现下利无休止，下利清谷，四肢厥冷，不用管虚实寒热，急先救其阳气，即用四逆汤。有发热身痛阴盛格阳时，无论四逆汤、白通汤、通脉四逆汤，都以急追已亡之阳气为第一要务。为防止药物格拒，可加猪胆汁，胆汁一时难得，用黄连替代也可。

需要说明一点，呕吐下利急证，一般都是阴阳两伤，有形之阴液不能速生，无形之阳气所当急固。在治疗时，先救阳脱，在阳气未追回，厥冷、下利未止之前，不能过早加入参、胆汁等补阴药。阴药会缓姜附之功，直接用姜附，单刀直入，以追回散脱之阳气，待厥利已止，微微汗出时，表明阳气已回，若无阴液以配之，再加入人参、胆汁等阴药，补阴以配阳。不然，无阴液以配阳，阳气还会外脱。

《伤寒论》中，通脉四逆汤加胆汁、人尿是吐无所吐，下无所下，阳气将亡，阴液将绝。四逆汤回阳，加胆汁、人尿救阴液，胆汁、人尿乃血肉有情之物，补阴最快，但现代西医输液补阴液更快，只是未必能追回外脱之阳气。白通汤加胆汁人尿是防止药物格拒，即所谓反佐，引阳药入阴，如无格拒现象，断不可盲目加入而妨碍姜附之力。

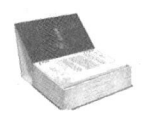

守柴胡加龙骨牡蛎汤一方，治愈一患两大难症

半年前遇到一位张姓患者，男，24岁。据述三年前经检查确诊为乙型肝炎，一直未治愈，又因两年前一次失恋，情志不遂，突发癫狂，登高而歌，弃衣而走，喜欢在房顶上来回奔跑，曾经从三楼上跳下，安然无恙。进过四次精神病院，长期服西药，病情时好时坏。

患者父母带他慕名而来，找我治疗乙型肝炎。到我这里时，癫狂刚好发作，不过还好，才刚开始，只是兴奋躁动，神志还算清醒，能配合检查。脉滑，舌质紫暗，苔薄白，大便尚可，口渴，晚上要起床喝两次茶水。检查完后，我对患者父母说："乙肝病不是短时间能治好的，我倒想先治他这精神病。"患者父母问："你能治这病？"我说："试试看。"思索片刻，即处方：柴胡25g，龙骨25g，牡蛎25g，黄芩25g，生姜15g，党参25g，茯苓20g，桂枝25g，大枣10g，半夏15g，水飞朱砂15g，大黄40g（即柴胡加龙骨牡蛎汤，朱砂代替铅丹）。2剂，水煎服，大黄后下，朱砂用药汁吞服。停用西药。

一周后，患者一个人来复诊：口渴稍减，精神症状好转，脉滑，舌质由紫暗转红，舌苔由薄白转薄黄。重新处方：柴胡加龙骨牡蛎汤（同上），再加桃仁20g，红花20g，黄柏30g，砂仁15g，甘草15g。

又一周复诊，精神症状完全好转，脉象和缓，黄苔也退，癫狂未复发。接着为患者治疗乙型肝炎，我一改往常治疗此病的用药习惯，还是以柴胡加龙骨牡蛎汤加味，顺便巩固癫狂疗效，开了6剂药。治疗一个月，胆红素、转氨酶均降至正常。患者留下联系电话，如今随访三年，癫狂也从未复发过。就这样，一方治好两大难症，高兴之余，不禁感叹，经方之妙，深不可测。

附：①或问：方子是一天分几次服？患者一天喝15g朱砂粉？持续喝了多少天？长期用这个量不会出问题吗？答：15g朱砂是一剂中药的量。一剂药服4天，朱砂的量，患者不好掌握，你给他说几克，他也没法称，我一般都是给他一个云南白药包装里的小勺，每次一勺，大概2g左右。再问：一剂药吃4天？就是一剂药熬出4份来，然后分4天服用？答：在乡下，贫困山区，一剂药，患者不把药熬到水清凉白，舍不得倒掉。你可能没在基层工作过，别说4天，有时候，一剂药，服了1周，患者还舍不得丢。②友评："伤寒八九日，下之，胸满烦惊，小便不利，谵语，一身尽重，不可转侧者，柴胡加龙骨牡蛎汤主之。"《伤寒论类方》：本方下肝胆之惊痰，治癫痫必效。《类聚方广义》：本方治狂证，又治癫痫。本案由情志不遂，至肝胆气郁，枢机不利，久而化热，上扰神明，形成狂证。正是本方所主。

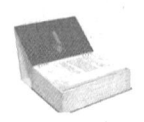

浅谈小青龙汤加减五方

《金匮要略·痰饮篇》中关于小青龙汤加减，有五方。原文如下。

久咳数岁，其脉弱者，可治，实大数者，死；其脉虚者，必苦冒，其人本有支饮在胸中故也，治属饮家。

咳逆倚息不得卧，小青龙汤主之。

青龙汤下已，多唾口燥，寸脉沉，尺脉微，手足厥逆，气从小腹上冲胸咽，手足痹，其面翕热如醉状，因复下流阴股，小便难，时复冒者；与茯苓桂枝五味甘草汤，治其气冲。

桂苓五味子甘草汤方

茯苓四两，桂枝四两（去皮），甘草三两（炙），五味半升。

右四味，以水八升，煮取三升，去滓，分三温服。

冲气即低，而反更咳，胸满者，用桂苓五味甘草汤去桂，加干姜、细辛，以治其咳满。

苓甘五味姜辛汤方

茯苓四两，甘草三两，干姜三两，细辛三两，五味子半升。

右五味，以水八升，煮取三升，去滓，温服半升，日三。

咳满即止，而更复渴，冲气复发者，以细辛、干姜为热药也。服之当遂渴，而渴反止老，为支饮也。支饮者，法当冒，冒者必呕，呕者复内半夏，以去其水。

桂苓五味甘草去桂加姜辛夏汤方

茯苓四两，甘草三两，细辛二两，干姜二两，五味子、半夏各半升。

右六味，以水八升，煮取三升，去滓，温服半升，日三。

水去呕止，其人形肿者，加杏仁主之。其证应内麻黄，以其人逐痹，故不内之。若逆而内之者，必厥。所以然者，以其人血虚，麻黄发其阳故也。

苓甘五味加姜辛半夏杏仁汤方

茯苓四两，甘草三两，五味子半升，干姜三两，细辛三两，半夏半升，杏仁半升（去皮尖）。

右七味，以水一斗，煮取三升，去滓，温服半开，日三。

若面热如醉，此为胃热上冲熏其面，加大黄以利之。

161

苓甘五味加姜辛半杏大黄汤方

茯苓四两，甘草三两，五味半升，干姜三两，细辛三两，半夏半升，杏仁半升，大黄三两。

右八味，以水一斗，煮取三升，去滓，温服半升，日三。

有外国学者研究中医时说：张机（仲景）医学水平也不过如此，一个咳嗽病，加减五个方子，还治不好。我常常思考，在汉代写书，要刻在竹片上，用这么多条文去描述小青龙汤，一定有他的深意。反复思考，结合临床，谈谈我对这几条的领悟。小青龙汤是治疗外寒内饮的主方。虽然会有伤津耗液的弊端，但有时候却不得不用，不可取代。这五条就是告诉我们，如何加减灵活应用小青龙汤，以便"观其脉证，知犯何逆，随证治之"。

小青龙汤加减五方，除苓桂五味甘草汤平其冲气外，其余四方都不离干姜、细辛、五味。即使胃热，面热如醉，加大黄，也不去干姜、细辛。观仲景治疗咳嗽，除肺痿肺痈外，都不离干姜、细辛、五味子。比如真武汤去生姜加干姜、细辛、五味子；小柴胡汤治久咳劳咳属热者，去人参、生姜、大枣，也加干姜、五味子；小青龙加石膏汤治疗外寒内饮郁久化热，照样用干姜。再观唐代孙思邈的麦门冬汤、五味子汤、补肺汤，治疗燥热咳嗽，火热乘肺，照样用干姜、细辛、五味子，可谓独得仲景治咳之秘法。盖因这三味药最能化痰饮，泄满止咳。

反复思考古人用药，在临床实践中，我常常用小柴胡汤去人参、生姜、大枣，加干姜、五味子。治疗慢性支气管炎、肺结核，属肺阴虚者，加白及、阿胶、麦冬等，干姜照用，比不用效果好；遇痰多者，也加入少量细辛。我在临床用小青龙汤时，有外寒内饮兼阳虚，不宜用真武汤去生姜加干姜、细辛、五味子者，即使患者自汗出，我也用小青龙汤加茯苓、附子，效果很好。如无表证，咳嗽痰多，无热象，就用小青龙加减第二方——苓甘五味姜辛汤，疗效也很好。

八年前，我家乡小学校流行百日咳。百日咳很难医治，校长请我开一剂大锅药，群体治疗。我仔细思索：百日咳症状，阵咳剧烈，咳嗽时眼泪鼻涕俱出，面热如醉。眼泪鼻涕出，属内有饮；面热如醉属胃热。当时我想用小青龙汤加石膏、大黄治疗，但考虑到身体素质的个体差异，改用小青龙加减第五方：苓甘五味姜辛半夏杏仁大黄汤，原方照搬，虽有胃热，干姜、细辛照用，效果非常好。对于个体治疗，体质稍弱者即用此方；发热无汗，体质稍好者，用小青龙汤加石膏、大黄，也是干姜、细辛照用。三天后全校学生全部治愈。

用此方治疗百日咳，我看过的医书都没有提到过如此用方。也许早就有人用过，只是不愿公之于众？那就不得而知了。我想：大道无私，当学仲景先圣，以天下苍生为念，不能私藏保留，作为自己的秘方，故写下来供同道参考。

本人向来悟性差，不能领悟太多的道理。建议同道者，多用心研究《金匮要略》《伤寒论》。有此疾病，经书里也找不到现成的治法。要凭借悟性，从经书的字里行间去寻，定获益良多，比去抄袭别人的偏方、秘方更实在。别人的始终是别人的，给你不会用，也是枉然，而且，永远也无法提高自己的医学水平。

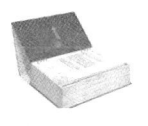

白毛夏枯草

乡下医生，医疗条件差。然而得天独厚的是能与老百姓共同生活于青山绿水之间，有时候治病用药，往往可以就地取材。下面谈谈我经常应用的一味草药——白毛夏枯草。此草本地老百姓称之为"龙胆草"，味苦，都知道是下火的药，药用全草。田边，路旁，随处可见。据我多年临床应用经验，总结如下。

1. 治疗吐血、衄血，属心火炽盛者，新鲜白毛夏枯草20g，水煎分3次服。其清热凉血止血效果，优于三黄泻心汤。

2. 高血压患者，属肝阳上亢者。用此草潜阳降压，疗效显著，且标本兼治。五天之内血压即可恢复正常。用法：每日用鲜品15g，水煎代茶饮。

3. 风火牙痛用之，可降火止痛，效果显著。用法：每10g鲜草切碎，与鸡蛋调和，菜油煎熟食用，每日2次，也可将此药捣碎，咬于牙痛处。

此药还可以配合他药，治疗目赤肿痛，便秘口渴，胆囊炎，胆结石等。一切属三焦实火，或肝胆湿热证者，皆可取用。凡遇到症状吻合，我常告诉患者自己采来服用，实为乡下老百姓治病方便、快捷、廉价的一味良药，莫因药贱而轻视之。

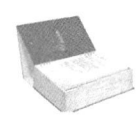

十枣汤的临床运用

十枣汤，《伤寒论》《金匮要略》均有详细论述。众所周知，十枣汤中甘遂、大戟、芫花均属辛苦寒毒之品，最易伤人元气。虽用大枣煎汤吞服而缓其峻毒，然十枣汤终属逐水去饮之峻剂，只可暂服，一战而胜，不可久服。临床运用时，十枣汤治疗悬饮内痛，脉沉弦，西医称为胸膜炎、胸腔积液等属寒饮者，可一剂而愈。

《金匮要略》云："咳逆倚息，短气不得卧，其形如肿，谓之支饮。"膈间支饮最为顽固，用十枣汤无法达到一剂而饮去之效，又不可连续久服。因此，习《金匮要略》者皆知十枣汤为治疗支饮之良方，临床却很少用来治疗支饮。

余家乡地处大山之间，气候潮湿寒冷，患支饮咳喘之病最多。大多数人至四五十岁，即患支饮，西医称慢性支气管炎、哮喘。一旦患上此病，多终身无法治愈。遇冷遇寒则急性发作，外寒内饮狼狈为奸，咳嗽喘急不已，甚则肿胀，即无外寒时，也自咳喘。

余最初治疗此病，急性发作时，用小青龙汤、真武汤等；缓解时，用苓桂术甘汤善后，然始终无法根治。

《金匮要略》痰饮咳嗽篇说"咳家其脉弦，为有水，十枣汤主之"，又云"支饮家，咳烦胸中痛者，不卒死，至一百日或一岁，宜十枣汤"。咳家有水之证，咳嗽经久不愈，乃至双眼突出，咯大量白色泡沫痰或清水涎沫，上气喘急，肩息不得卧。而膈间支饮，最是咳嗽根底，支饮不去，咳嗽终无宁日。然欲去支饮，别无良法，当服十枣汤，去其饮邪，方可安正，不能坐以待毙也。《金匮要略》下一条又接着说："久咳数岁，其脉数大者死，其脉虚者，必苦冒，以其人本有支饮在胸中故也，治属饮家。"此条暗示，即使病程迁延数年，正虚邪亦衰，亦当用十枣汤，去邪安正。

然十枣汤服用方法是，服一至二次，得快利后停服，糜粥自养。余思之，慢性支气管炎、哮喘乃多年顽疾，岂能一剂而除其病根？再则，久病体虚，患者也无法承受此猛剂，苦无良法，反复阅读《伤寒论》《金匮要略》，读到大陷胸汤与大陷胸丸，大陷胸丸是峻药缓攻，想十枣汤可否制成丸剂，仿大陷胸丸之意，峻药缓攻？一次在翻阅《喻嘉言医学全书》时，喻氏将十枣汤改为丸剂，名十枣丸，恍然悟也。

于是开始配制十枣丸用于临床，配制方法：甘遂、大戟、芫花各30g研末，大枣1000g去核，和药末共研，水泛为丸，晒干。每日清晨服5～10g，米汤下。根据患者体质病情，缓慢增加药量，以大便稍稀为度。如出现腹泻，可暂停药一两日，或减少药量，或隔日一次，全凭医者酌情裁度。余用此法治疗，慢性支气管炎、哮喘属支饮者，愈者无数，现将案例略举一二，以示其服用方法。

【案一】徐某，男，55岁。一次感冒后咳嗽，渐至喘促，急性发作时，小青龙汤可缓解，缓解时每日需口服西药氨茶碱、百喘朋、岩白菜等控制，病情延续半年。服十枣丸，每日清晨服用10g，米汤下，服用6天，便出无数黏液物，从此病愈，未再复发。

【案二】廖某，女，42岁。咳喘3年余，西医诊断为慢性支气管炎、肺气肿。发作时，咳喘不能平卧，面色黑，咳大量白色泡沫痰，两眼微突，鼻涕眼泪出，呼吸有声，脉浮紧，舌暗而胖大，苔白。先用小青龙汤加杏仁葶苈子桑白皮，2剂后，咳喘稍轻，脉由浮紧转为弦。开始服用十枣丸，每日清晨5g，连续服用20余天而治愈。愈后至今也两年多，未复发。

【案三】罗某，男，58岁。咳喘8年，西医诊断为慢性支气管炎、肺气肿、肺源性心脏病，右心衰竭，西医强心药治疗无效。全身浮肿，双下肢尤甚，心慌心悸，喘促不能平卧，脉沉细，至数三五不齐。处以真武汤去生姜加干姜细辛五味子木通防己，2剂后，咳喘心跳减轻。续用十枣丸小量，每日3g，断断续续服用2个月，虽未根治，病情却大有好转。

服用十枣丸时，须注意以下几点。

（1）认准病情：治疗悬饮内痛属寒饮者（当与水热互结之结胸证鉴别）；咳喘属膈间支饮者，如有外寒内饮，当先解外后，再服十枣丸。

（2）峻药缓攻：病情较重者，量小为宜，多服一段时间。

（3）服用十枣丸期间，不能服用中药甘草，或含有甘草成分的成药。

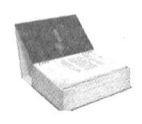

经方治疗肺结核大咯血

几年前，我在本地乡医院治疗过一位肺结核晚期患者，姓张，女，53岁，在乡医院做清洁工。我所在医院属村级医院，距乡医院15千米。一天晚上19时刚过，乡医院院长打来电话，说患者大咯血止不住，输液的针已经拔掉，病情危重不宜转院，问我们几位村医生有什么办法没有，其他几位医生都表示无能为力。我说：有，赶快派人来拿药。院长找了一个骑摩托车技术好的村民，10分钟即赶到，我给她的处方是《金匮要略》二加龙骨牡蛎汤去附子加阿胶、白及，即：芍药30g，生姜15g，甘草20g，龙骨30g，牡蛎30g，大枣15g，白薇20g，阿胶20g，白及30g，水煎分4次服，阿胶烊化每次服1/4。药拿回去煎服后即停止吐血，后来这位患者再没有输液。过了几天，患者自己来找我开药，我用小柴胡汤去生姜、大枣，加白及、三七、黄芪、阿胶、麦冬，开了2剂，配合西药。7个月后，这位肺结核晚期患者就治愈了，至今尚在，身体很健康。只是从那以后，就是一点小感冒，也要大老远坐车来找我看病。

《金匮要略》第十六篇，第六小节说："夫吐血，咳逆上气，脉浮数而有热，不得卧者，死。"本条极像现代的肺结核大咯血，仲景定为死证，没有出药方，原因有三：①若用滋阴药，则阴云四布，胸阳不振，下焦之虚火越往上冲，吐血反而加重。②若用辛温之药，又恐孤阳独盛，火势越旺，吐血更烈。③肺结核在古代没有特效的治疗方法。所以仲景定为死证。现代医学有治疗肺结核的专药，遇到这种情况，同道们千万不要以死证而放弃治疗，中西结合，完全能够治愈。

肺结核一病，遇到迁延日久，久不治愈者。配合中药治疗，效果非常好，往往疗效惊人。前段时间遇到一位空洞型肺结核患者，迁延日久未愈，从100多千米外的地方来找我医治。我只开了2剂理中汤加附子、细辛、五味子、白及、麦冬、阿胶。患者说，路程远，要求多开几剂，车费都比药费高，我叫他吃了2剂又来检查，以便加减用药。结果过了10多天来告诉我，照片显示空洞完全愈合，我都不敢相信。后根据脉象和症状，又以小柴胡汤为主加减开了2剂给他，告诉他西药也不能停。从那以后，这位患者就再也没来过。

用二加龙骨牡蛎汤治疗血证，《金匮要略》没有明确记载。但是虚劳篇第十二条原文：脉弦而大，弦则为减，大则为芤，减则为寒，芤则为虚，虚寒相搏，此名为革，妇人则半产漏下，男子则亡血失精。此段话，应当是对桂枝加龙骨牡蛎汤的证候论述。血证篇第八条又重复这段话，少后面"失精"两个字。凡是《伤寒论》《金匮要略》重复出现的条文，必有深意，这条已暗喻桂枝加龙骨牡蛎汤治疗血证。桂枝加龙骨牡蛎汤，方后注：浮热汗出者，去桂加白薇、附子，名二加龙骨牡蛎汤。所以，我就大胆用二加龙骨牡蛎汤治疗肺结核大咯血。

张机（仲景）二加龙骨牡蛎汤，加减治疗肺结核大咯血。我在运用中，疗效神速，从来没有失败过。此方和桂枝加龙骨牡蛎汤，临床运用都非常广泛，有起死回生之功效。至于此方在其他方面的运用，以后有机会再同大家探讨。说这条病例，是想告诉大家，秘方就在经书里，仔细研究经书，活用经方，才是学习中医之出路。

按：肺结核，中医学称肺痨，以肺阴虚为主证，治疗以滋阴清肺为主，如喻昌的清燥救肺汤，孙真人的麦门冬汤、五味子汤，十药神书的十方依次运用等。

然而时代变迁，现代医学有肺结核专药和输液疗法，我们临床所见患者，已大多不属于肺阴虚症状了。

西医久治不愈的患者，据我个人的治疗和观察，谈谈几点看法：第一，肺结核经输液治疗后，津液有所补充，舌不干，口不渴，阴虚肺热症状基本消失，加上抗结核药对肝脏的损伤，我所见的患者，症状以少阳证及太阳少阳合病为主，而兼上焦痰饮为主，治疗当以小柴胡汤、柴胡桂枝汤加减为主，又治疗肺结核，又可以治疗西药对肝脏的损伤，小柴胡汤治咳嗽，伤寒论有记载，小柴胡汤治中焦痰饮，也有记载，仲景有句名言，相信大家都记得"上焦得通，津液得下，胃气因和"，就是讲少阳枢机不利而致的上焦痰饮，用小柴胡汤治疗。

第二种情况，以脾肾两虚，虚阳上浮，而兼痰饮为主要症状，也由肺阴虚经输液治疗转变而来，这种情况与肺阴虚症状极为相似，仔细诊断，不难分辨，此证有自汗盗汗，肺阴虚以盗汗为主，舌质红或深红，与肺阴虚不同的是，舌质红嫩而不燥，口不渴，小便清，大便不燥，脉细数而虚，或浮数而大，重按无力等，治疗当以健脾益肾潜阳，而兼化饮止咳为主，方药有：小建中汤，桂枝加龙骨牡蛎汤，二加龙骨牡蛎汤，理中汤加附子、细辛、五味子、麦冬、阿胶，六君子汤加干姜、细辛、五味子等。

三七、白及、黄芪，三味药，对肺结核肺损伤的修复效果非常好，可于各方中加入这三味药；迁延性肺结核，大多数兼有瘀血，辨证明确后，可兼服大黄䗪虫丸。

另外，西药也不能停服，中药只能增加疗效，缩短病程。

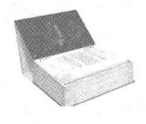

特效头痛外治方

1. 附片30g，盐少许，水煎半小时，用毛巾浸药热敷头部。治疗虚寒性头痛。症见怕冷，遇风遇寒则发作或加重者。因辛温燥烈药不宜久服，用此药外用热敷，可免辛温燥烈伤阴之弊，疗效快，一次敷10分钟，即可缓解头痛。为巩固疗效，可每日敷2次，连续敷一周，一剂药可以连续用2天。此方即《金匮要略》头风摩散，为方便操作，改为煎水热敷。几年前，余患虚寒性头痛，中药服了许多，服怕了，最后用头风摩散煎水热敷，治好了自己的头痛病，之后开始在患者身上用，效果特别好，临床运用多年，屡试屡验。

2. 止痛太阳丹：天南星、川芎等份为末，连须葱白同捣做饼，贴两侧太阳穴，治疗风湿头痛，寒湿头痛，痰湿头痛。此方摘录于明代董宿的《奇效良方》，临床验证，疗效显著，一贴即能驱寒除湿化痰而止痛。

3. 大黄、芒硝等份为末，用井底泥捏饼（井底泥一时难以找到，我一般用冰片少许代替，用清水和泥），贴两侧太阳穴。治疗风热头痛，肝阳头痛，阳明胃热上攻头痛及今之鼻窦炎头痛属热者，一贴即可止痛。每日一贴，可连用三至五贴，多能根治。此方为清代医家陈修圆之方，疗效神奇，陈氏视为秘方。

以上外治三方，余临床运用多年。寒药不伤阳，热药不伤阴，治疗头痛，操作简单，疗效快而显著，经济实用，介绍给各位，望大家珍惜。

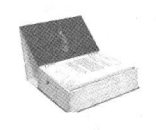

八正散加减治疗癃闭

胡某，男，79岁。患癃闭2年多，小便点滴不通，兼咳嗽喘急，反复发作。西医诊断为慢性支气管炎、前列腺炎。每次急性发作，需住院治疗1周以上，喘咳才得以缓解，小便稍稍通畅。然最近急性发作频繁，老人甚是痛苦，于8月12日来我处诊治。

刻诊：面色苍黄，咳喘，呻吟不已，少腹胀满，小便点滴不通，下肢冰凉，脉沉细，尺弱，舌质红，舌苔黄厚而腻，覆盖整个舌面。

此上焦肺气不降，中焦湿热闭郁，兼下元虚惫。因中焦湿热闭郁太重，非猛剂不能愈其病，处方用八正散加味。

处方：瞿麦20g，萹蓄20g，酒大黄20g，滑石20g，川木通20g，鲜车前草60g，甘草15g，加麻黄20g，通阳气于至阴之下，启其外窍，即所以开其内窍，再加杏仁15g，降肺气而下达膀胱，更加制附片10g，制约大黄、麻黄之猛烈，而兼温下元。处方2剂，水煎服，每剂服2天，分6次，日3服。

服药4天，前来复诊，咳喘减轻，小便通畅，因被此病折磨2年多，担心再次复发，要求再开几剂药继续服用。

此乃猛剂，患者年老体弱，不堪久服，遂以济生肾气丸善后。

处方：熟地黄30g，山药30g，茯苓30g，山茱萸20g，牡丹皮20g，牛膝20g，泽泻20g，鲜车前草40g，肉桂15g，制附片10g，3剂，水煎服。至今3个月，未复发。

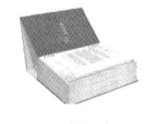

麦门冬汤治闭经

陈某，女，16岁，高中在读。今年暑假因胃痛，其母亲带来我处诊治。

刻诊：胃痛，伴胸胁刺痛胀痛，干呕，形体消瘦，饮食少用，在校以零食为主，发热口渴，脉细数，舌红苔少。

细问病情，月经从未来过，性格内向，孤僻，长期胃痛，周期性每个月加重一次，加重时伴胸胁胀痛刺痛，干呕。之前诊断为慢性胃炎，服药后疼痛减轻，但一直未能根治。

此乃室女闭经，胃阴虚，胃气上逆所致，《黄帝内经》云："二阳之病发心脾，有不得隐曲，女子不月，其传为风消，其传为息贲。"此即《黄帝内经》所谓息贲，息贲者，喘息上奔，胃气上逆也。

方药：麦门冬汤合芍药甘草汤，加牛膝、茜草。麦门冬汤降上逆之胃气，芍药甘草汤缓急止痛，牛膝、茜草引血下行兼活血化瘀。

> 处方：麦冬20g，姜半夏10g，大枣10g，炙甘草10g，山药20g，人参10g，白芍20g，牛膝15g，茜草15g。4剂，水煎服，每日3次，每剂分3天服用。

服药第三天，胸胁、胃痛、干呕止；服至九天，初潮至，连续3天，量少。效不更方，再开8剂，用量酌减，每剂服用4天，间隔28天，再次月经，连续4天，淋漓畅通，胸胁胃痛再未发作，饮食稍好，性格也开朗许多。

患者母亲问我：是否还要服药？我说：再服3剂。处以归脾汤加柴胡芍药3剂善后。

按：①女子十八岁尚未初潮者可诊为原发性闭经，此患年十六，诊为闭经欠妥，然此案理、法俱佳，非常有学习、借鉴价值，为尊重原创，未予改动。②息贲：《难经·五十四难》："肺之积，名曰息贲。"历代医家多从此说，认为病在肺。作者认为是胃气上逆，可参。

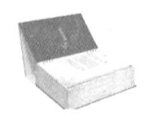

亲身体验大青龙汤

前天我上街理发，天气寒冷。回来洗了个澡，感觉全身冷，找衣服添上，还是冷。到了晚上，开始寒战，鼻塞流清涕，赶紧躺在床上，盖好被子，打开电热毯保温。大概过了20分钟，恶寒稍退，出现烦躁，耳烧面热，头痛身痛，咽喉痛，无汗，口不渴，自己摸摸脉：浮紧，舌苔薄白。

赶紧起床开了一剂大青龙汤：麻黄30g，桂枝10g，炙甘草10g，杏仁10g，石膏15g，生姜1片，大枣2枚，电磁炉上煎取800ml。

本打算分两次服用，因平时体质不算太好，有点心虚，少喝点，倒取240ml服下，盖被子发汗。过了3个小时，头部出汗较多，腰以上微微汗出，腰以下无汗，全身症状稍减。因知汗出未透，再温服240ml，躺下几分钟即睡着，迷迷糊糊，感觉全身湿润，汗也出透。一觉醒来，在凌晨3：00多，其他症状完全消失，唯一感觉四肢无力，上半身肌肉不自主跳动，两手尤其明显，汗还在出。起床喝2支葡萄糖，龙牡壮骨颗粒2包，开水冲服后，躺下继续睡，一觉睡到9：00，醒来除了感觉身体有点虚外，其他症状完全消失。

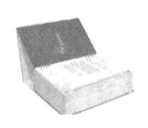

五倍子的又一神奇功效

临床上，五倍子有很多不可思议的神奇功效。单味即可治疗自汗、盗汗，可治脱肛、痔、便血、蛋白尿、久痢久泻、遗尿、牙痛、口腔炎、带下、宫颈糜烂、疮疡久不收口、鞘膜积液等。

论坛很多老师善用五倍子，尤以杏林一翁老师为最，并毫无保留，贡献给大家，非常可敬。受各位老师影响，今天我为大家介绍五倍子的又一神奇功效。

五倍子治疗狐疝，即腹股沟斜疝。用法：炒五倍子15g为细末，成人每次15g，酒调服，每日1次。儿童温水调服，量酌减，不能口服者，酒调敷脐。

五倍子具收敛作用，能迅速提收下坠之小肠，并能迅速收紧腹股沟裂口，而达到根治腹股沟斜疝的作用。据我多年临床观察，1天之内即可提升下坠之小肠，3天即可收紧腹股沟之裂口，使小肠不再经腹股沟下坠入肾囊，而达到根治作用。有效率达80%以上，妙不可言。

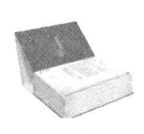

真武汤治迎风流泪

李某，女，38岁。3年前得一病，稍遇风吹，眼泪即不停往下流，2个月前加重，即使不遇风，眼泪也流不停。于11月24日来找我治疗。我告诉她："去西医眼科看看，是不是泪道不通，很简单的一个小手术，疏通泪道即可。"患者说："在不同地点看过两次眼科，说泪道通畅的，开了很多西药吃，眼药水点眼，无效不说，反而加重，眼科医生没办法，建议我找中医看看。"

刻诊：来诊时，眼泪汪汪，不时用卫生纸擦拭，精神、饮食尚好，晚上睡觉时有轻度发热，但不敢掀被子，一掀被子就感冒，咳嗽1个多月，吃西药未治愈，脉微而迟，至数56次/分钟，舌淡，苔少而水滑。

辨证：阴盛阳虚，阳虚而不摄阴，以致阴水泛滥，水饮上泛而流泪、咳嗽，晚上轻度发热，属虚阳外浮。

> 处方：真武汤，去生姜加干姜细辛五味子，温阳利水，止咳化饮；再加龙骨牡蛎治浮阳。茯苓30g，芍药30g，白术20g，炮附片15g，五味子20g，干姜15g，细辛10g，龙骨20g，牡蛎20g。3剂，水煎服，每剂服用2天，日服3次，忌生冷。

1周后前来复诊，咳嗽、夜间发热完全消失，流泪症好了大半，脉象稍有起色，至数62次/分钟。再处以真武汤温阳利水，加龙骨牡蛎，引泛滥之水而归根。

> 处方：茯苓30g，芍药30g，生姜30g，白术20g，炮附片15g，龙骨30g，牡蛎30g。3剂，水煎服，每剂服用2天，日服3次，忌生冷。

月余后上街理发，正巧遇见患者，告知流泪症已痊愈。

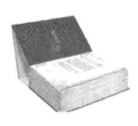

桂枝去芍加蜀漆龙骨牡蛎救逆汤治验

蒋某，女，23岁。因情感失意，闷闷不乐，渐至情志抑郁。一次感冒，头痛发热，数日不愈，被土医不知用何草药，服下后盖被发汗，以致大汗淋漓，头痛发热止，续而出现烦躁不宁，心悸，胆小怕事，稍遇事即害怕，一点小事，一声响动，都会害怕，心神不安，晚上不敢出门，上厕所也怕，不敢一个人睡觉，常常梦中惊醒，说有人追她、打她、杀她。患病2天，前来诊治，诊其脉，浮虚而数，舌淡，苔薄白，微腻，神志清醒。

此患者素体心气不足，复因汗出过多而伤心阳，以致心神浮越，心胆虚怯，而出现神气浮越，心神不宁，胆小怕事。

处以桂枝去芍加蜀漆龙骨牡蛎救逆汤，蜀漆不常用，用茯苓替代：

桂枝15g，炙甘草10g，生姜15g，牡蛎25g，龙骨20g，大枣10g，茯苓20g，再加朱砂9g，柏子仁15g，3剂，水煎，每剂分3次服用。患者服用3天后，以上症状痊愈。

按：《伤寒论》汗出亡阳有三：少阴亡阳者，亡其肾中之阳，以真武汤、四逆辈救之；阳明热甚，大汗不止，是亡胃中之阳，白虎加人参汤救之；亡心中之阳者，以安神之品救之。

亡心中之阳者，常合并痰湿，桂枝去芍药加蜀漆龙骨牡蛎汤中，桂枝甘草温补心阳，龙骨牡蛎重镇以安虚浮之神气，蜀漆去痰湿，我一般用茯苓替代，生姜甘草大枣资助中焦，再加朱砂柏子仁养心安神，如兼痰湿夹热者，可合用温胆汤。

再按：《神农本草经》云："朱砂气味甘、微寒，无毒。"其实不然，朱砂不能见火，见火即析出水银，含有剧毒，我平常用量都是1～3g，不见火，单独吞服。查阅资料，以现在的用法，每次吞服0.5～1.5g，相比之下量是大了点，诸位用此还当谨慎。

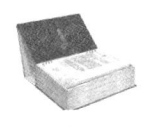

治疥方

疥疮是经接触传染，疥虫侵入人体皮肤，寄生于人体皮下组织，像蚂蚁一样，在皮下打隧道而安家落户。打隧道时，引起皮肤瘙痒，严重者，引起皮肤变态反应而出现脓疱疮，传染力非常强。学校、工厂等集体群居的地方最多，传染更易。

要治疗疥疮，先要了解疥虫的生活习性。疥虫其实很脆弱，太阳光下10分钟即可杀死，见硫黄即死。那为什么疥疮患者用硫黄，甚至用敌敌畏之类的毒药，都治不好呢？道理很简单，疥虫为有情之物，闻到毒药，即往皮下隧道里窜，皮肤表面搽毒药，反而伤残患者自己。

到底怎样才能杀死疥虫呢？看看疥虫的喜好，疥虫喜食腥味，闻到腥味，即出隧道，这是它的致命弱点。根据这个原理，我有一方供同道参考。

> 处方：枯白矾100g，硫黄60g，五倍子炒50g，花椒50g，共为细末。香油适量，用香油煎取3个鸡蛋，待鸡蛋煎熟，去鸡蛋不用，用煎过鸡蛋的香油放冷调药末外搽。香油稍冷再调，是因硫黄不耐高温。

此方看似平常，妙在鸡蛋用香油煎熟而去之，保留其腥味，引疥虫尽出而杀之，此方百试百验，不可轻视。疥疮夹脓疱疮者，病情较严重，需内服中药，属风属热属湿，不变之理也，一方即可统治之：苦参15g，金银花20g，柴胡15g，连翘15g，黄芩15g，荆芥15g，黄连15g，生地黄20g，独活10g，防风15g，甘草10g，水煎空腹服，每剂服用3天，脓疱不太严重者，2剂即可治愈，重者3～4剂即愈。注意小儿用量酌减。

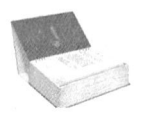

封髓丹治验

许某，男，63岁。患口燥咽干3年多，夜间尤甚，每晚放一杯水于床边，一夜起床四五次，每次喝一小口水润湿咽喉，才能继续入睡，不想多饮，饮食纳呆，每次吃饭，须先喝几口水，才能下咽，小便黄，大便尚可，双下肢冰凉，舌红苔少，两尺脉弱。遍处求治无效，前来找我医治。

余用知柏地黄丸加天花粉，少加肉桂，2剂治疗无效，找我从新处方，实在没辙，叫他另请高明。

过了10多天，患者因感冒，在本地合作医疗输液治疗3天，感冒稍好，口燥咽干加重，更添头眩耳鸣、口腔溃疡、遗精数证，遗精每晚一至二次。再一次找我治疗。

实在不好推辞，灵机一动，开了1剂封髓丹：黄柏40g，砂仁20g，甘草10g，水煎分6次口服（每剂服用2天，每天3次）。他说：药这么少，怕是无效哦。我回答他：我也没把握，用这几味药投石问路，有效果你继续来，无效我就再无办法了。

2天后，患者高高兴兴来找我说：从来没吃过疗效这么好的药，所有症状减轻一大半，叫我照原方再开几剂。我听后心中大喜，又照原方开了4剂给他，1周后，口燥咽干、头晕耳鸣等症状全部消失。又照原方再开4剂巩固疗效。

此症为肾气虚、肾不纳气，导致肾中之水火不安其宅而妄行，肾火游行于上而致头眩耳鸣、口咽干燥、口腔溃疡等；肾水泛滥于下，则遗精，下肢冰凉。封髓丹中，砂仁辛温，能纳妄行之水火而归根于肾，黄柏味苦，苦能坚肾，肾坚则能封藏水火而不妄行，甘草补中焦而调合水火。清代医家郑钦安赞其功效说：重在调合水火也，至平至常，至神至妙。

古人有两首七绝诗赞其功效，清代医家陈修圆：妄梦遗精封髓丹，砂仁黄柏草和丸，大封大固春长在，巧夺天工造化玄。清代医家郑钦安：阴云四合日光微，转瞬真龙便欲飞，识得方名封髓意，何忧大地不回春。

封髓丹因其药少而疗效神奇，故记下这条医案，分享给大家。

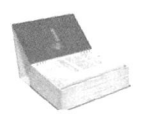

四逆汤治疗胃出血

刘某，63岁，是我家族中的一位叔父。一年前因饮酒过度，突然发生胃出血、大吐血，生命垂危。接到堂兄电话，叫我赶紧去看。急忙赶往他家，患者已处于半昏迷状态，吐血不止，量多，由家属搀扶着在床前大便，便下全是黑色血水夹有血块，上面在吐血，下面在下血，面色苍白，冷汗淋漓，全身冰凉，脉微欲绝，气若游丝，无法看舌质舌苔。我说恐怕不行了，不愿下药。堂兄苦苦哀求，无论如何要抢救他父亲，实在抢救无效，也不会怪我。我说尽力而为吧。

急忙打开药箱，取出几味中药，组成四逆汤：附片30g，干姜20g，甘草20g，病情危急，附片没有先煮，三味药用开水煮10分钟，倒取一半，扶起患者，让家属用勺子徐徐喂下，我站在旁边密切观察。

大概20分钟，患者才苏醒过来，血止汗收，身体渐渐转温，1个小时后完全清醒，把剩下的药分2次服完，2小时1次。观察4个小时后，患者已无大碍。续以理中汤加黄连、黄芪、三七、白及5剂，调理20天，嘱其强行戒酒，食清淡稀粥调养。族叔未经西医输液打针治疗，纯中药而治愈，至今1年多未复发。

此例因大量出血而亡阴，阳气也随阴血汗液而外脱，属阴阳两亡之证，病情较危急，治疗方法：当先救其阳气，用四逆汤回阳救逆，不加补阴药和止血药而阻碍姜附回阳之功，待病情好转稳定时，再用调补阴阳之剂而善后。

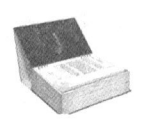

吴茱萸汤合小柴胡汤验案

李某之女，13岁。6天前突然头痛，在当地乡卫生院输液治疗1天，病情加重，马上转县医院，治疗1天无效，第三天转云南昭通市某医院内科住院治疗，治疗2天，病情无好转，做各种检查，查不出病因，主治医生吩咐家属：再住院观察几天，等周二抽取脊髓化验（因脊髓化验员只是每周周二才上一天班）。患者实在疼痛难忍，经人介绍，出院回来找我治疗。

详细了解病情：阵发性剧烈头痛，伴呕吐涎沫带酸味，开始头痛部位在巅顶，慢慢放射至整个头部，疼痛时伴有发热，体温38.5℃，缓解时，体温恢复正常，反复发作，四肢微冷，发作时患者非常痛苦，坐卧不安，口不渴，舌淡，苔薄白，脉弦细。

我告诉李某，你女儿没事，不需要输液打针，一剂中药即可治愈，李某半信半疑。

此肝寒犯胃，肝胃两寒，浊阴不化、上逆而致头痛，兼少阳枢机不利。《伤寒论》378条：干呕吐涎沫头痛者，吴茱萸汤主之；379条：呕而发热者，小柴胡汤主之。两条刚好连在一起，信手拈来。

方药：吴茱萸汤合小柴胡汤，因有肝胃两寒，去黄芩不用。

> 处方：吴茱萸18g，生姜20g，大枣10g，党参15g，柴胡15g，姜半夏15g，甘草10g。水煎，分6次口服。

隔日一大早，李某电话告之，前天连续服中药2次，昨天起床，疼痛症状完全消失，正在收拾书包，准备回学校上课。我告诉他，剩下的药要按时服完，忌1周生冷刺激、不消化食物。

[刘帮来（梦幻人生）]

用药小记

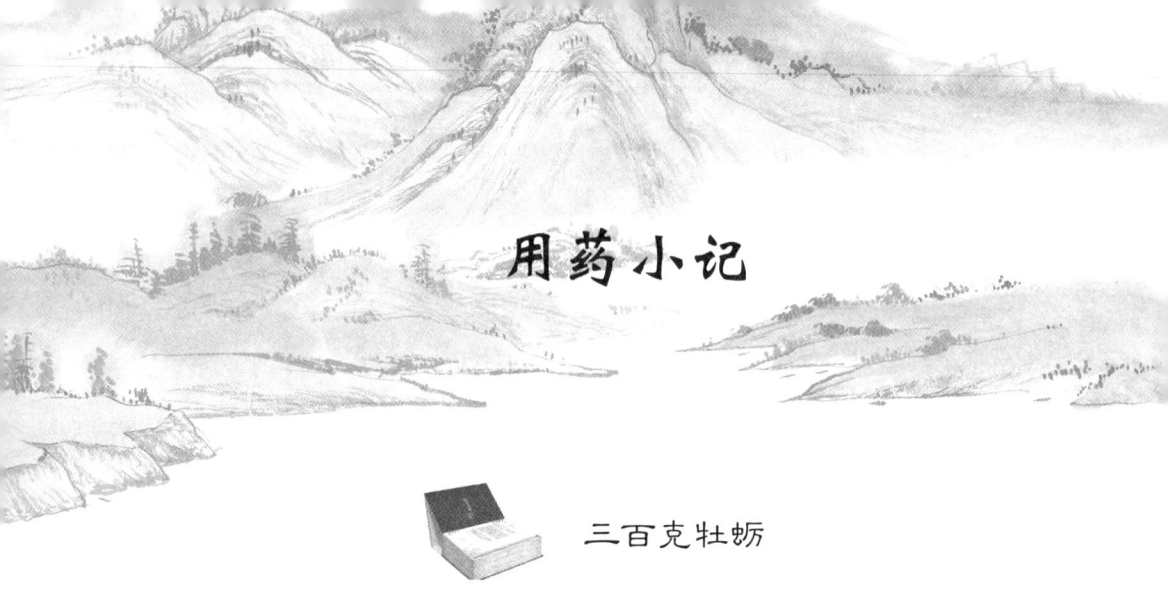

三百克牡蛎

有一老妪，七十有余。直肠癌术后，身体羸弱，面色枯干，精神恍惚，声音低吟。每天睡眠不足一个时辰，服艾司唑仑（舒乐安定）至四片，仍不得眠，痛苦万分。

来诊时已是过午，听其所述，心中即了，当即书处方一张：生牡蛎300g，合欢花30g，酸枣仁30g，乌梅12g。3剂。

嘱其到当街药铺抓药，旋复回转，言药铺小二问生牡蛎300有无搞错？是否30之误？回答：照方配足分量便是。

翌日午时又来，大声张扬起来：呀呀呀，真神医好药呀！晚上七点服下汤药，八点开始睡下，到早上六点方醒来。早饭后八点半接着又吃第二道药，继续睡到十一点。好久不知道睡香如此美妙！

此患病体阴虚阳浮，长期服催眠西药，致神志散漫，重用生牡蛎者，因其为水中沉潜之物，取为重镇宁神之用，兼色泽光亮见釉，更有拨云见日之意。用此一定要用生品，煅则失去重镇向下之性。合欢花性味甘、平，可疏郁、理气、安神、活络、养血、滋肾阴、清心明目，佐牡蛎能交合阴阳。再用二酸收敛安神，轻调重镇，共奏臻效。

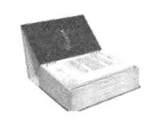

一味油桂

过年，老姐来访时，说话声音嘶哑，并老是嗽嗓不已。知道她年幼时因慢性扁桃体炎把扁桃体切除，20多年来润喉片、消炎片不离身，大青叶、山豆根、金银花、连翘一类更是没少喝，依旧三天两头嗓子不爽不净。

我细观面色，两颧挂红，又叫她把口张开，只看到舌苔少津，舌尖红赤。想来想去，也没想到什么更好的法道，时值刚从樟树买了十斤上好的油桂，顺手从口袋底下抓一把小块的油桂，交给老姐，让她回去用食品料理机粉碎，晚上临睡前吃一调羹，连着吃几天试试。

隔些时日，与她通电话，顺带一问：用药如何？她竟然欣欣然说道：那香粉吃了三次，多年咽炎竟没有再发过了，至今有几次小伤风，咽喉也没什么痛感。

这神奇的结果我到真没想到，看来引火归元，暖水温咽之论非虚。小小一味油桂有这般功力，竟然可以把不平衡的阴阳调整过来。并且，这一个多月的时间，没有再反复。真的让我自己也大跌眼镜。

什么样的方，能合于证合于病，合于数？三味、五味、七味、十七味抑或是七十味，何者更合于理合于情？确实值得同道共参。

[李华（江南李子）]

眼睛痒小验方

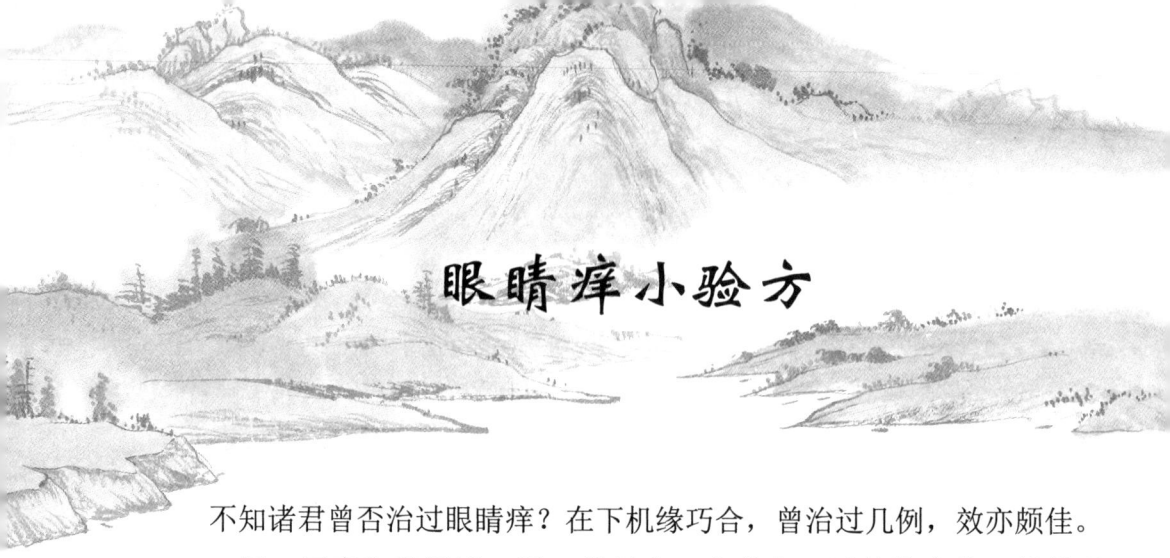

不知诸君曾否治过眼睛痒？在下机缘巧合，曾治过几例，效亦颇佳。

一日，同事和我闲谈，说：某日有一患者来，无其他症状，只是眼睛痒，外观无变化，曾用过眼药水，也无效。只想用手揉搓，然也不能愈，甚为苦恼。

曾见您为人开防风通圣丸，特非那定片（敏迪）。于是便邯郸学步。数日后告知：药甚效，已愈。

然而愈则愈矣，但不知您用此药的道理？

余笑曰：我本疏于眼科，古今医书上有否验方我未查阅过，当时只是以意为之，因为有效，后来便成定式。

至于道理，中医学认为，眼为肝之窍，肝为风木之脏（藏），易于生风化火。目珠痒，也唯风唯火而已，特属小疾，亦风之微，火之渐耳。防风通圣丸，有疏风泄热之功，意其或可借用，加敏迪，也是西药中用，加强祛风止痒的效果，如此而已。

［郭永来］

方药随笔二则

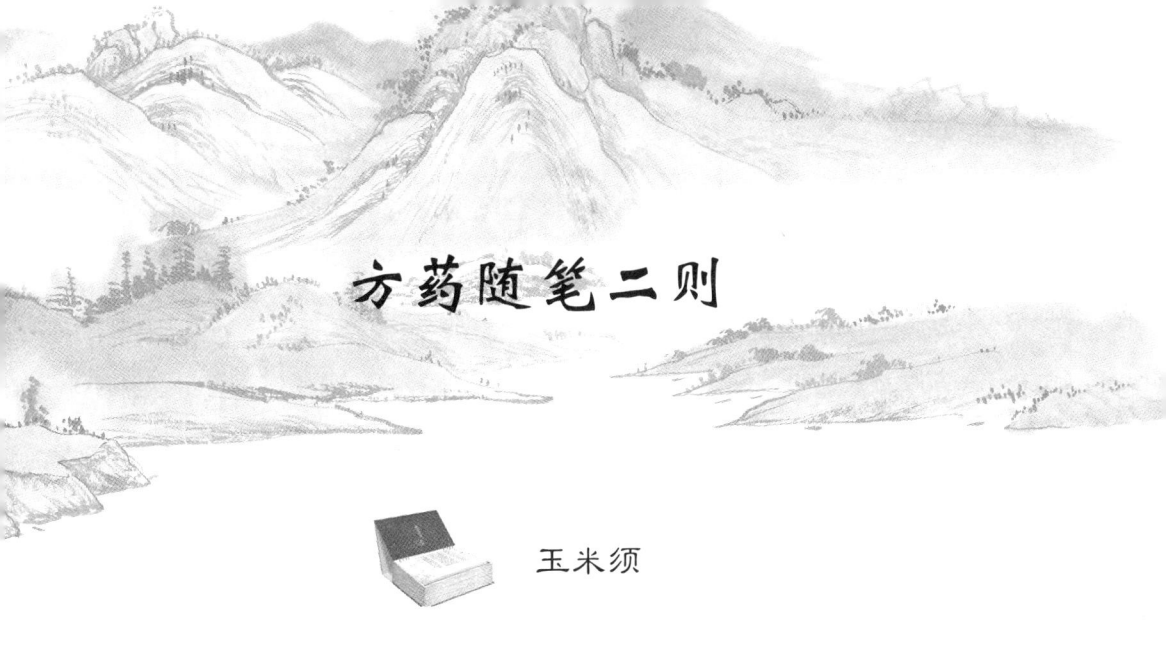

玉米须

玉米不是我国本土的作物，所以最传统的中药里面没有玉米须这味药，中医界对它的研究也相对较少。在明代的《滇南本草》中，首次出现了玉米须的记载，但明清两代应用并不广泛。近年来好像对这味药物的使用多了起来，认为它味甘性平，有利尿消肿、降血压、止血、利胆等作用，可治疗多种疾病。如岳美中先生治疗小儿慢性肾炎，认为凡在15岁以下的男女儿童，用玉米须持久服用，一般无特殊情况者，均能趋向好转或达到治愈。我们来分析一下玉米须为什么有这些作用。

玉米须表面上是一根线，实质上是玉米的雌蕊，雌蕊中有天花粉可以通过，因此玉米须其实是管状的，中医学认为有细孔的药物都能通络，如木通、鸡血藤等，玉米须自然也不例外。而且玉米受粉以后，花粉是向下行，这就造成它有向下通利的性情，能够利水消肿，促进胆汁排泄等。肾脏中有大量的管状结构，而且非常的细，要入细微的地方，药气也必须细。因为药气是和药物的形质相关联的，药物粗，其气也粗；药物细，其气也细。用玉米须这种细长的管型来疏通细微地方的郁滞是很合适的。古人能发现这味药，还真不容易找到其他药物代替。木通、防己虽然也有细孔，但形质较粗，更适合疏通大的管腔，而且它们气比较强悍，药性较险，小儿肾炎，更适合玉米须这样的平和药。玉米须用来治疗高血压，也是因为它能疏通血管，特别是管径小的血管，并且它性善下行，也是降血压的原因之一。玉米须的主治范围比较广泛，如水肿，小便淋漓，黄疸，胆囊炎，胆结石，高血压病，糖尿病，乳汁不通等。总的来说，了解玉米须的使命是向下输送花粉，就知道它的药性主要是两方面，一个是通，一个是降。

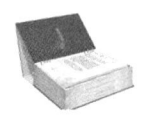

达原饮

达原饮是一首治疗瘟疫的名方，出自《瘟疫论》，组成为：槟榔、厚朴、草果、知母、芍药、甘草。瘟疫的种类繁多，有不同的病原体，中医没有条件对病原体进行研究，只有从气的角度来认识问题。瘟疫之气是什么呢？吴又可认为它不属于传统的风、寒、暑、湿等邪气，而是天地间别有的一种异气，这种认识是一种进步，但我们还要深究一下这种异气有什么特点，前面讨论燥和湿的本质时，我们说燥的本质是洁净、气机通畅有序；湿的本质是污浊、气机壅滞杂乱。如果仅是杂乱无章，那便属于湿，它的危害让气机不通顺，如果这种乱继续自由地发展下去，它的气机排布有可能就不在我们日常生活环境内了，可以说是乱得出奇，这种气和我们人类的气机差别非常大，那就可以说是异气了。就像一些病毒变异一样，某个病毒可能致病力不强，而一旦变异出一个新品种，人类就很难控制，它的变异就是气机排布的出乎常理，即是异气。

那么我们再进一步考察气机在什么环境中才能越变越乱，风是梳理气机的，风从草地上刮过时，草都向一个方向倒，不会杂乱无章，所以风不会搞乱气机。寒是闭藏的，寒气一来，气机变得静止，也不会搞乱气机。热是开散的，热使气团变得膨大，密度变小，虽然分子运动更快、显得乱，但它乱得均匀，出不了奇异的东西。燥本身就是洁净的，更没有可能出乱气，我们看干燥的沙漠地区，出不了奇怪的病毒。因此只有湿才是滋生异气的摇篮，岭南多山岚瘴气就是因为那里潮湿。可以说一种东西要想繁衍，必须有湿度，有温度。它繁衍出的气机如果和我们人类接近，那可以养人，比如我们种植的粮食，如果繁衍出了气机越

第3讲 方药篇
方药随笔二则

来越背离我们，那就成了异气。其实客观上，气并没有正和异，把它定为异气是站在人的角度上，如果站在病毒的角度，人家可能觉得我就是正气，人类才是异气。就像有人不喜欢白袜子，认为穿白袜子的都是异类，但穿白袜子的人自己肯定觉得很美。由此我们知道，如果一种致病之气无法归类到正常的风、寒、热、燥、湿，那么它一定是由湿邪进一步延伸来的。

那么怎么来对付这种异气呢？西医要找到病原体，并逐一找到对治的药物，或杀灭它的药，或研制疫苗用来预防的药。中医哪有这种本事，我们连显微镜都没有，只能往根上找，既然异气都是湿邪发展来的，当然就要祛湿，但一般的祛湿方法肯定不行，对付不了异气。一般的湿气可能就像小偷，不声不响地干坏事，异气直接暴力伤人，对付它当然要用强硬的办法，吴又可选用了槟榔、厚朴、草果这三味药，他自己解释说："槟榔能消能磨，除伏邪，为疏利之药，又除岭南瘴气；厚朴破戾气所结；草果辛烈气雄，除伏邪盘踞。三味协力，直达巢穴，使邪气溃败，速离膜原，是以为达原也。"

我们注意到这里引出了一个概念，即膜原。膜原是一个位置概念，但这个位置到底在哪，谁也说不清楚。我们只能说它是处于表里分界，在半表半里这个地方。一般的风寒湿热等邪气进攻人体时，往往都是在体表受到正气的抵抗，在体表形成战场，中医叫作表证。异气直接突破体表进入体内，它想进攻身体的"里"，里是胃肠道，我们平时吃入的食物都是含有细菌的，细菌如果出现在人体的其他部位肯定不行，但在胃肠中就丝毫不影响健康，就是因为胃肠道能够把邪气制住。所以异气也不敢进入胃肠之里，它就在半表半里这个地方驻扎下来。

这个半表半里总是和少阳有关系的，我们说过少阳是阳气初生，有不确定性，半表半里也是这样，既不固定在表，也不固定在里，而是在表里之间飘忽不定，有"骑墙"的意思，看一下少阳经的循行也很有意思，它既不在前面，也不在后面，就在前后交界的地方，裤腿外面的裤缝基本就覆盖着足少阳经，这种不前不后的位置也是为了"骑墙"。

185

凡是病邪处在半表半里这个位置，都经常会出现一个症状，即寒热往来，即使没有寒热也可能出现某些周期性的症状。这是因为人体之气要周期性地出入，就会和邪气周期性地接触，这样就可能寒热往来。如果是寒邪侵入了少阳的半表半里地界，我们可以用小柴胡汤来治疗。但这里的病邪是残暴的异气，小柴胡汤无法撼动，因此要选用本方。

达原饮证的具体症状是什么呢？最典型的是舌像，舌苔以黄白相兼，厚腻，满布舌面，或如积粉，或兼水滑为特征，舌质多红赤或赤绛。其他可有胸膈痞满，恶心呕吐，口苦，寒热等。

本方除了那三味破邪的药，还有其他药物，吴又可说："热伤津液，加知母以滋阴；热伤营气，加白芍以和血；黄芩清燥热之余，甘草为和中之用；以后四味，不过调和之剂，如渴与饮，非拔病之药也。"可见槟榔、厚朴、草果是本方的核心。

需要注意的是，并非所有的瘟疫都适合达原饮，达原饮本质还是祛湿浊的，理论上讲，风、寒、热、燥等气达到暴烈的程度，都可以严重地伤害人体，比如有些传染病可能表现为热毒直接入里，这就需要辨证论治，不可能用达原饮解决。异气属于湿气化生出的不在五行之中的气，湿气为本，因此治疗以祛湿药为主。

本方也并不一定必须瘟疫才能使用，它在临床中应用比较广泛。如一些反复发热的疾病，是由于邪气存留造成的，它躲在半表半里这个地方，到一个固定的时间就发热，如伴有上述的舌象，食欲缺乏，或泛泛欲呕，大便黏滞不爽等，就可以使用达原饮以梳理透达邪气。

[江海涛（樵翁）]

第4讲　针推篇

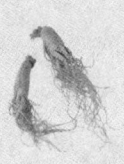

　　针灸与推拿合称为针推，是不用药物治病的手段，含刺法、灸法、理伤、正骨等，可效速而逮方药之不及，有方药不可替代的优势，亦可辅助方药而产生疗效，故一个好的临床中医，也当在此多下功夫，以提高临床诊疗水平。此篇所辑录的也是论坛优秀文章，读者也当仔细阅读研究。

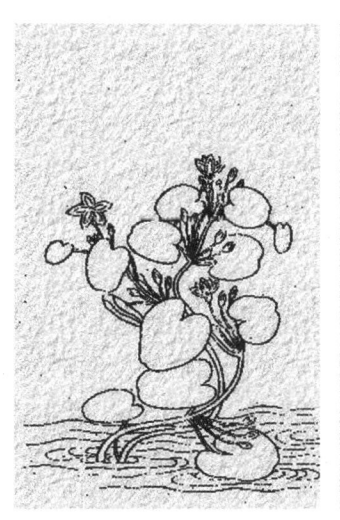

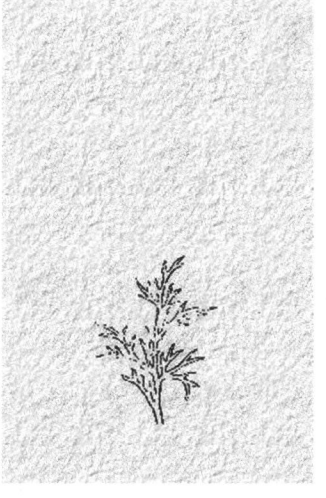

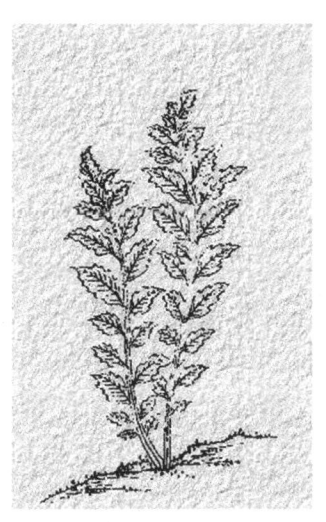

急性腰扭伤治疗实践

急性腰扭伤属常见病，短期能使人腰骶疼痛，行动困难，愚通过多年摸索，得到一些治疗感受。

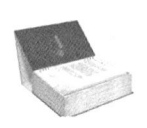

组合治疗

初次接触是19世纪70年代知青插队时，有位老农腰部急性扭伤，我此时仅懂一些推拿方法，虽出了许多力，不得其窍，治疗效果很不好，一直引以为憾。后来在中医杂志学到了针刺腰痛点，效果显著，但有反弹，结合小时看到继父治腰痛常用温针灸腰俞、委中（急性不可灸），效如桴鼓。再有些腰脊椎扭伤，先背一背腰正骨，再以针刺，一般疗效可达到一次完好，二次痊愈，多年实践比较应手。

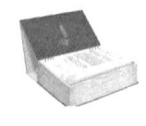

老实针法好

好朋友沈某多日不见，遇到嫂子说其腰扭伤躺在床上一周了，到医院治疗效果很慢，我说我来治吧。至其家，先针腰俞、委中，令起床针对侧手背腰痛穴，边针边让他扭动原痛部位，上下起蹲，他笑了，基本好了，明天再针一次，痊愈。过了多年，好友又不慎扭伤了就直接找我，此时网上学到手三针疗法，就在好朋友身上试试，可能自己手法没有全部领会，效不佳，次日乃用上法而愈。毕竟不是自己掌握的东西就不得法。

第4讲 针推篇
急性腰扭伤治疗实践

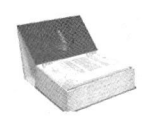

对于"腰痛穴"的变通

针腰痛穴患左侧腰针右手掌背穴,患对侧相应取穴。如果腰椎扭伤不左不右,初始时两手同针,但在患者活动身体时,要一手托其两掌另一手运针很不方便,后根据经络上午阳盛在左,下午阴盛在右,做单手扎针泻其盛亦同样有效。

根据高树中老师对于经外奇穴腰痛穴的定位,小指一侧对应于人的后正中线设为腰1,主治腰部正中即督脉的腰扭伤和各种腰痛,但正中线一说个人实践觉得不必尽然,取腰4、腰5同样取效(原因是腰1穴分肉间很痛,取穴又不顺),再配合时间取穴,即上午针左手,下午针右手,治疗效果是一样的。

腰3、腰4穴(腕背横纹下1寸中指掌骨两侧)是治腰痛的基础穴,相应于太阳膀胱经线,实践发现也是全息线,起始中指掌骨两侧分肉指缝至骨尽处缝中做二直线,骨尽处对应腰椎尽处,此一指头范围对应腰椎疼痛部位,可施针时略作移进针对应腰、骶上部相应部位效果可好些(起始掌骨两侧对应颈椎部可治落枕等,自己可摸索)。

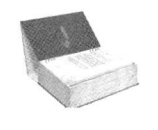

案例举选

郑某,某乡镇企业家,身高1.78米,体壮,2013年冬由其女儿搀扶而来,步履困难,面容痛苦,原来晨起拔鞋,"格得"一声腰椎扭伤,其有房产在本村,启车来城有人指点来治。病情清楚,让其站立给其腰背略做抚摩备查,背立而站做背腰式,式毕能自行启步。俯卧针腰俞、委中,留针30分钟(能达到什么治疗效果都需预先告知患者,以使配合

189

治疗），起坐针手腰痛穴，下午来，针右手腰4、腰5穴，得气后令离坐配合运动，已大好，稍坐留针，再离坐运动已基本恢复平常，郑某大嘉针灸之效果，已能轻松跨步回家。嘱明日如需再来，第二天唯腰略有牵制感来复针。直接刺腰俞、委中留针30分钟，上午来针左手腰痛穴，做运动针法牵制感全消，满意而归。

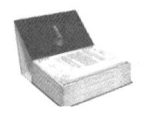

背腰式要点

腰椎扭伤初学按摩手法都以推、扳为主，虽用巧劲，但遇到"大模配"还是力不从心，而用背腰式200多斤还是不费事的，关键是得法。先让患者背对站立略双臂，医者双腿下沉站稳贴紧患者，双手左右背穿从患者腋下向上反钩其左右臂固定，医者躬腰慢慢前倾，使患者双腿下垂身体后仰，此时一定叮嘱鼓励患者同时钩紧双臂忍痛放松腰部，医者继续前俯并挺臀骶骨为最高位，并与患者臀骶骨上下相贴，使患者重心全转移到臀骶位，此时患者双腿也已离地。此时注意停顿片刻，再嘱患者放松身体，医者运腿带动臀位扭动，先微微感知患者是否完全放松，再吸一口气，运臀带动患者左右前后摇晃，先轻渐略重（用稳劲所以要屏住一口气）抖动患者腰部，使患者腰椎自动修复，然后轻轻抬腰使患者双脚落地，让患者开步有改善就达到治疗目的了。背钩双手要稳妥，就像上例患者有肩周炎疼痛，钩手时患者有惧怕感，事先向他说明背好后如有疼痛马上给予治疗，待钩臂钩紧也不过如此，术毕再予肩臂按推（可用松筋疗法等）反而轻松。

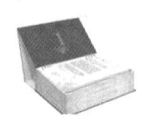

惧针者按摩最佳

惧针者一般都是经络敏感者，有的自诉亦惧血，顾此用按摩法很适应，在我这里有两位中老年人专门光顾，都能轻松搞定。常规步骤请参考本人"用推拿法治疗背腰脊病"一文，此处介绍2个专用手法。

特效阿是穴：此穴各随伤势没有固定，在腰脊柱两侧各约一巴掌，腰俞以上约2横掌这一区域内，多数在末两根肋骨范围内，以手指适度用力寻找肌缝间隙凹凸间，讯问患者最酸痛点就是，这一部位是我自己两次腰扭伤找到的。找到后在患者能正好承受不对抗的用劲把它慢慢揉开，患者就明显感受伤处好转，特别经络敏感者更为明显，这类似后来的原始点松筋疗法，但更机动，自己可以感受。

空掌拍击：经卧位手法后经络敏感者一般下床都有明显好转，可令其双手扶住扶手（床栏、台边都行，但要能承受牢固），两脚后退尽量躬起腰部伤处，医者站左侧一左手虚托其腹部，右手握空心掌，嘱患者大声咳嗽一声，同时用脆劲拍击伤处，如此三次，再左掌合力右掌用力从快至慢按摩患处发热，再轻拍三次治疗结束。

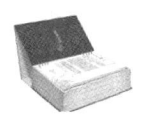

两次治疗不愈考虑脏腑重症

八年前，有一位租住本村收废品腰痛患者，年近七旬，近期实在腰痛难忍，我妻引荐为其义务治疗，因一侧疼痛明显，乃按组合针法治疗，两次治疗均未见效，思忖匪是此治疗范围，乃细察脉沉细舌暗欠力恐有内证，嘱其至大医院去检查一下，后听说其回乡了，第二年听其同乡说查出肾肿瘤，由于无力医治半年而亡。感觉到有些单治之证痛，要么针之有效，不效即可能是脏腑重症，还是让患者到大医院及时诊治为宜。

治疗急性腰扭伤论坛论有许多高手，但以上都是本人多年习惯使用觉得还比较应手，效果还比较稳定，总结一点与感兴趣的同道分享。

[周锡良（虚谷求道）]

小议四花上穴与足三里

一男子，50多岁。患左侧上牙痛，痛在下关穴附近，时而引下牙痛。该处牙龈肿胀，患者自觉此处牙变得很长，讲话吃饭稍有触碰即发疼痛，已有1个月余。曾到多处治疗，找他处中医按肾虚用药仍无效。

刻诊：牙痛时发时止，牙齿松动，牙龈浮肿，舌淡润脉浮大。

针：董氏四花上穴（在膝眼直下3寸，胫骨外帘，足三里穴内侧1寸处。当外膝眼之下3寸，胫骨外缘贴骨下陷中处是穴），针入痛止。5分钟后，又痛。心想舌淡润，脉浮大，乃肾虚牙痛，何不补之。提插补泻，疼痛止。

复诊：当日牙已不痛，而且针灸过后，牙龈随之消肿，现在有点酸痛。四花上穴其实接近足三里穴，有资料说皆能补肾。效不更穴，大补足三里穴加灸。

按：后遇年迈肾虚牙痛者，都用足三里穴。有伴虚实夹杂者，就先泻后补。或遇疼痛不止之时，可先针下关穴痛止后，再针足三里先泻后补。又遇肾虚伴气虚中气不足牙痛者，仍有好效果，当然足三里本在胃经，能补中气不足，已是在情理之中了。这样治疗肾虚牙痛。本人使用成功率很高，故向大家推荐，以便相互学习。

再按：脾胃为后天之本，以养先天，具有升清降浊功能，五脏六腑无不靠这种功能推动人体正常的生理功能活动，所以足三里这一穴位，有多向性、多功能的特点，能补能泻。论坛有人称足三里如老母鸡，是言其可补。我又认为它是石膏和黄连，具有清热解毒祛湿作用，是言其可泻。

活用穴位，首先要知道穴位性能和功能，才能不囿于一种治法或某

第4讲 针推篇
小议四花上穴与足三里

一部位疼痛。如足三里具有升清降浊，健脾胃祛湿，补脾肾作用，能上治头部前面痰浊疼痛，前治肚腹疾病，即"肚腹三里留"，后治腰痛。这就是典型的异病同治，病位虽异，但病因相同。做一个比喻或许更好，如同病因但不同名的疾病，就像一个通缉犯，不论他如何乔装打扮，或在另一个地方以不同姓名和身份出现，都终归是他，也难逃警察法眼。总之，一个穴位或一组穴位，就像内科处方一样，可以治疗多种疾病。只要病因相同，就能取效。《席弘赋》："耳内蝉鸣腰欲折。膝下明存三里穴。"《医宗金鉴》："足三里治风湿中，诸虚耳聋上牙痛。"《通玄指要赋》："三里却五劳之羸瘦冷痹肾败。"《会元针灸学》："……泻三里而能平肝。降逆通肠……"这些论述都是扩展足三里主治范围的依据。

再按：上面已说过，足三里具有多种功能、功效。如何运用才能达到治疗效果，这也看各自的经验和技术。

王乐亭说过：针刺五分深，其治疗效果至胫部；针刺一寸深，治疗作用在腹部；刺一寸半深则治疗效果在咽喉；如深刺三寸则能平降血逆，用于气血上逆诸证，使巅顶之血下行。

又如足三里治面瘫，若针感上传脸部就有速效（要针感向上，一般要求患者平躺，同时针尖斜刺向上）。

杨维杰说：四花上穴（足三里）针深二寸治哮喘，针深三寸治心脏，点刺出血治胃痛。

这就是针刺足三里深浅治病大概。所以说运用足三里不但要知道它的功能功效。也要知道使用穴位的深浅度和针尖所向治病。这才是所谓知其然，又知其所以然。

小案四则

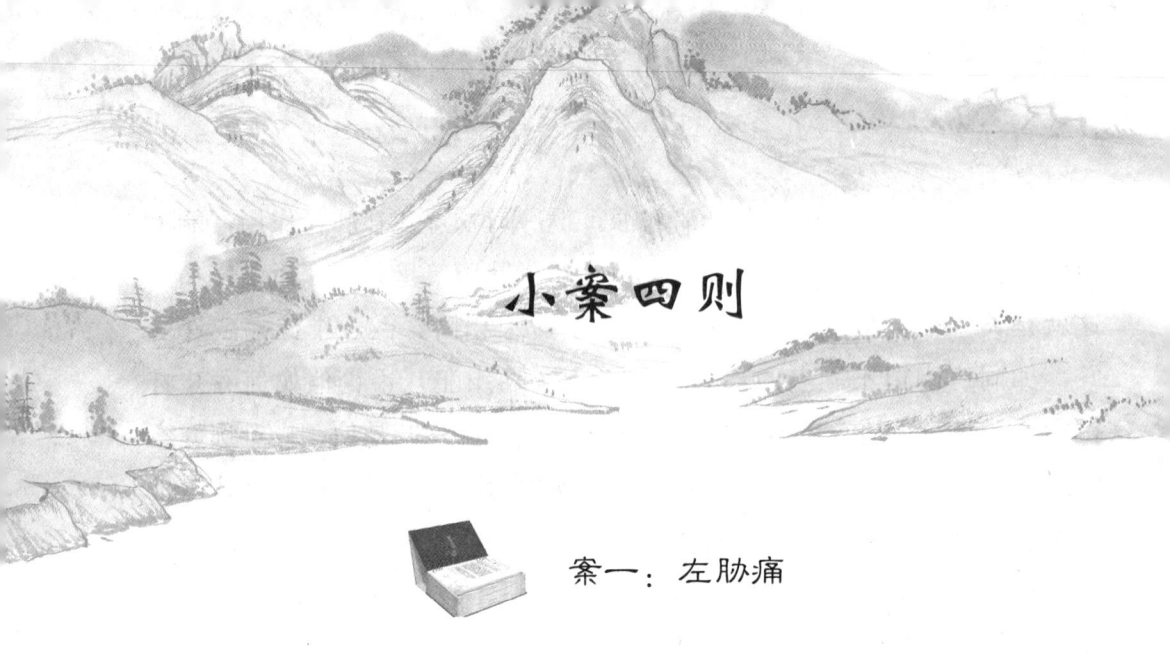

案一：左胁痛

秦翁，年近八旬，2014年7月10日初诊。

今晨起，即感左胁疼痛，午后加重，动则抽搐性剧痛。此乃俗谓"岔气"之证，本为手法治疗之适应证，虑其年高，恐不能耐受，故用针法治之。

针刺人中、右内关、左阳陵泉，行针之时令其左上肢频频上举，稍许即感左胁疼痛缓解，抽搐痉挛性疼痛消失。敷药以善后。

此案左手频举之目的有二：一是舒畅气机，二是通过左手上举，左侧肋间肌微动牵拉，可以使错缝之胸肋关节缓缓归复本位，达到自行复位之目的。此亦是升降法的一个变通。

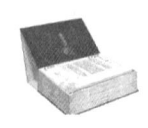

案二：右胁痛

曾妇，70岁，2014年12月1日初诊。

昨日弯腰提物扭伤右胁肋。今活动、说话大声及咳嗽右侧胁肋感剧烈的牵掣性疼痛。

予针刺左内关、右绝骨。并嘱缓缓深呼吸，吸气时右上肢缓缓上抬，呼气时右上肢缓缓放下，十余分钟症状消失。

理与前案同。

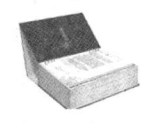

案三：头痛

患者，男，2014年9月24日初诊。

9月23日，于生气骂人后即感右侧头维至风池、听宫一线牵掣性疼痛，9月24日疼痛未减来诊。此乃肝气上逆致胆气不降之故。

针取右侧头维、风池、听宫、阳陵泉、太冲。

一次而愈。

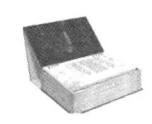

案四：肩痛

张某，女，51岁。

来诊时述：前天开始感觉右肩三角肌处有点疼痛，稍作活动后缓解。第二天晚上突感右肩三角肌处疼痛加剧，稍微活动右肩即感牵掣性剧痛，夜不能寐，今晨起疼痛如故。

治疗：取天髎部位，手法拨按而其痛立解，右肩活动自如。

通过最近一些案例我发现这个部位对三角肌有放松作用。

［王家祥］

循筋拨点疗法在伤科临床上的运用

摘要：筋经是输送人体原真之气的通道，是维持人体外在动态平衡的关键。原真之气在体表由上向下敷布，筋经上部出现痹堵，则筋经的下部和远端就会出现酸、麻、胀、痛等异常表现。循筋拨点疗法就是循着筋经的运行路线，采用由下向上、由肢体远端向近端寻找到原真之气被堵塞的关键点，进行拨按松解，以打通原真之气的运行通道，恢复其对机体组织的濡养，促进疾病的康复。

关键词：循筋拨点，阴阳平衡，五脏原真，阳气下达。

中医学的主体思想是阴阳的动态平衡。在人体，除了内在脏腑功能的动态平衡，还有外在脊柱与肢体的动态平衡，且骨架的平衡与否亦主要取决于筋的平衡，其缘由是"筋主束骨而利机关"，在《灵枢·经脉》篇即提到"骨为干，筋为刚，肉为墙"。骨骼是人体的一个框架，肉是人体的外围结构，筋才是维持外在平衡的关键。故人体外在的动态平衡主要在筋。筋的特性是柔韧并维持骨架的正常位置，只有筋保持正常的柔韧性，骨架才不会出现偏歪，才能"骨正筋柔，气血自流，而维持人体外在的动态平衡"。一旦筋的柔韧出现问题，就会进一步牵拉骨骼，导致骨的不正而影响到气血的流通，进而影响到脏腑功能的平衡，造成紊乱。现在的中医大都套用了西医的理念，认为"筋"是肌肉、筋膜、韧带、神经、血管等柔性组织，笔者在临床研究拨筋的过程中发现，我们拨的并非这些组织，就是筋经的筋，而且我发现临床所拨的筋结点只有在病变反映的时候才会出现，平时是触摸不到的。而我临床发现筋结点是有规律的沿线分布，有的筋结点是沿筋经的走线分布，而有些并未按筋经的走线分布。其中这些没有按筋经走线分布的筋亦有一定的规律，其是按我们的运动力线分布。这也进一步证明"筋者，肉之力也"，我们人体的力量主要来源于筋。

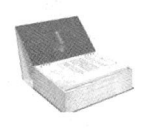

筋是人体运行原真之气的管道

《素问·生气通天论》提到："阳气者，精则养神，柔则养筋。"这个筋靠的是人体阳气的濡养，只有阳气充沛筋才会柔韧。少儿身体柔韧的原因就是阳气充沛，老年身体的不灵活，其原因亦是阳气衰败，且随着年龄的增大，阳气进一步衰败，人体活动亦逐渐地僵硬，当人死亡后完全就是尸体一具。这也就是中医学所讲人的形体为阴，需要阳气的敷布才会柔韧，而输送阳气的就是筋。这个阳气在中医学又叫真气，五脏原真之气。《灵枢·刺节真邪》篇提到："真气者，所授于天，与谷气并而充身者也。"在《金匮要略》中提到："五脏原真通畅，人即安和。"在《灵枢·大惑论》中提到："五脏六腑之精气，皆上注于目而为之精。"这里的阳气，原真之气与精称呼不同，而为一气。此阳气在人体的运行是有规律的，如《灵枢·卫气行》篇中提到："平旦阴尽，阳气出于目，目张则气上。"然后卫气通过眼睛的周围从头部向下布散，再入五脏，继续又上注于目，周而复始。

笔者通过对《黄帝内经》的学习并结合临床的一些感悟，认识到筋不但有约束并固定骨架的作用，也是保持人体外在平衡的主要结构，其最重要的是人体阳气，也就是人体五脏（包括六腑，讲五脏六腑涵盖其中了）原真之气的一个输送通道。其五脏原真之气的运行是由五脏向上输送于头部，再由头部向下通过手足六阳经的筋经输送于四肢，再回归于五脏六腑，五脏六腑之精气复上输于头部而复下传，周而复始。

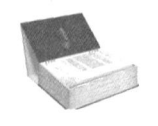

循筋拨点疗法

笔者认为人体的原真之气（阳气）在体表的运行是由头部向下，由近到远的一个输布，在这个理念的指导下，肢体下部的伤痛可以在上部寻找原因。中医学认为寒主收引，笔者认为疼痛的原因就是寒气痹堵筋经，导致筋经的挛缩而产生疼痛。其筋经疾病的治疗在《黄帝内经》中就只有一种治疗方法叫燔针劫刺，也就是用一种温通的方法来治疗筋经的疾病。从《黄帝内经》治疗筋经疾病的燔针劫刺也可以进一步证明我们人体的筋经就是输送人体五脏原真之气（阳气）的一个通道系统，这个通道系统纵横交错，有大小无数的通道，且排列有序。

筋平时都是柔韧的，故其隐而不显，只有在病变的情况下才会以筋结的形式表现出来，其筋结形成的地方就是我们原真之气运行受堵的地方，原真之气痹堵，则其输送通道的远端就会失去正常的真气供给，而产生酸、麻、胀、痛、冷等异常表现。由此肢体下端或者远端出现的异常表现，就可以顺着筋经的循行路线向上寻找，找到原真之气被痹堵的位置，进行拨按松解以打通原真之气输送的障碍，恢复原真之气的正常输送，则在下的异常表现就会消失。笔者称此法为循筋拨点疗法。

在伤科疾病中循筋拨点疗法不单是治疗疾病的一个方法，也是诊断伤科疾病的一个手段，肢体下端的很多痛证，我们都可以按筋经的走向向上寻找，在筋经路线上常常可以找到引起疼痛的主要痹堵点，这个痹堵点就是引起疼痛的主要原发部位。由此我们也会进一步明确疼痛的主要原因，为其治疗找到正确的方向，可以避免一些漏诊和误诊的出现。

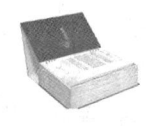

第4讲　针推篇
循筋拨点疗法在伤科临床上的运用

筋的循行线路

笔者临床上总结的筋经路线是，人体的原真之气头部分为三组路线。第一组路线由双眼的内眦（睛明穴）部位经头顶向后沿脊柱两旁的华佗夹脊路线向下直达骶椎（图1、图2、图3、图4）。

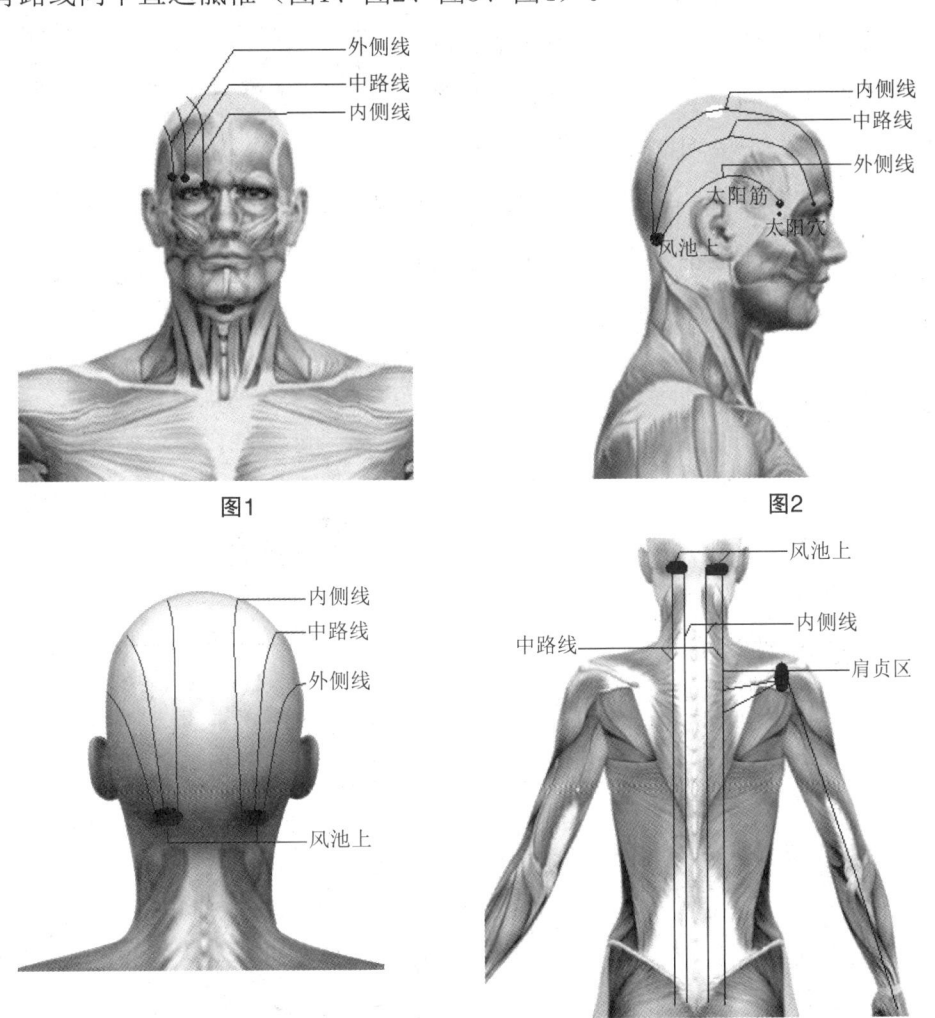

图1

图2

图3

图4

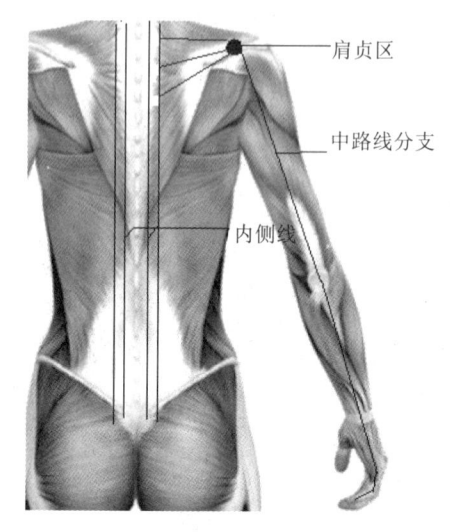

第二组路线由双眼的眶上孔部位向后直达头枕部向下沿膀胱经外侧线下行，其在肩胛骨内侧部位分支，一支沿肩胛冈下横行至肩贞穴区域沿上肢后侧直达环指，一支继续沿膀胱经外侧线下行（图1、图2、图3、图5）。

第三组路线是由目外眦后上方的太阳筋沿头部外侧至头枕部胸锁乳突肌与斜方肌交接部位，并在此分为两支，一支沿颈椎横突向下，横向沿肩井、肩髃穴部位并顺着上肢外侧正中线直达中指末端。另一支顺着胸锁乳突肌下行之胸锁关节，沿锁骨下向外横行至肱骨的结节腱沟部位沿下肢前外侧直达拇指末端（图1、图2、图3、图6、图7）。

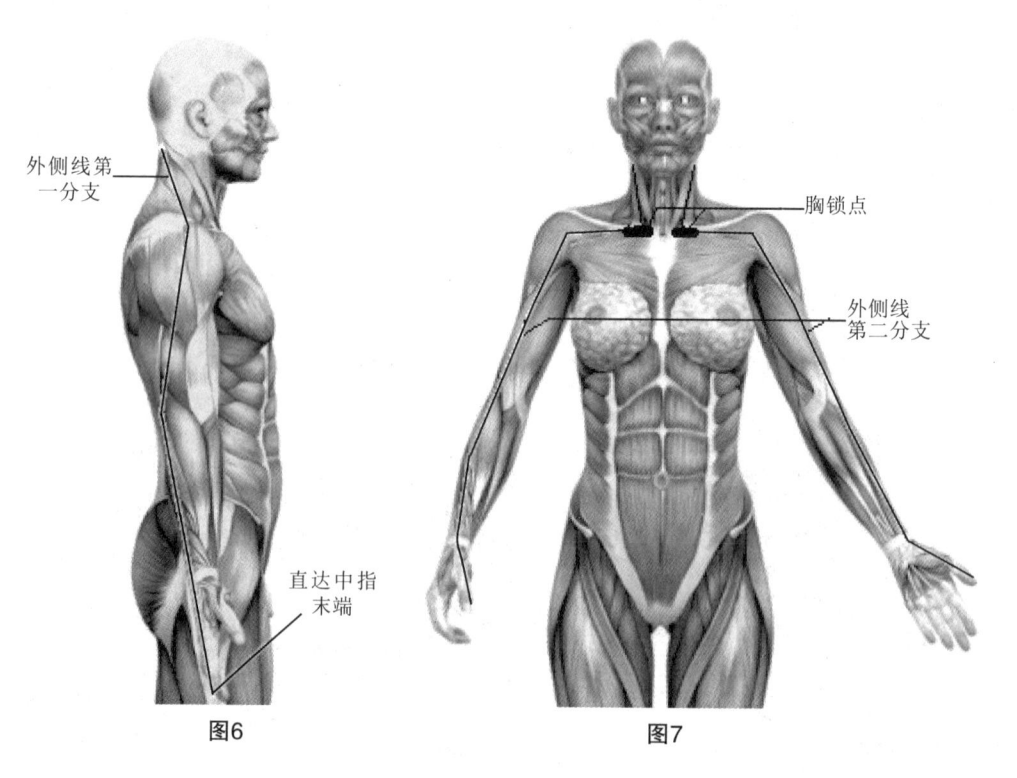

图5

图6

图7

第4讲 针推篇
循筋拨点疗法在伤科临床上的运用

头部第二组线沿膀胱经外侧线下行在胸十二与腰一横突部位分为四支。一支直接下行至足底；一支向外斜行至髂棘，再沿大腿外侧直达外踝尖；一支斜向髂前上棘向下沿大腿前侧，髌骨中点，直达足中趾；一支沿腰大肌下行至股骨小转子，再向下直达内踝尖（图8、图9、图10）。

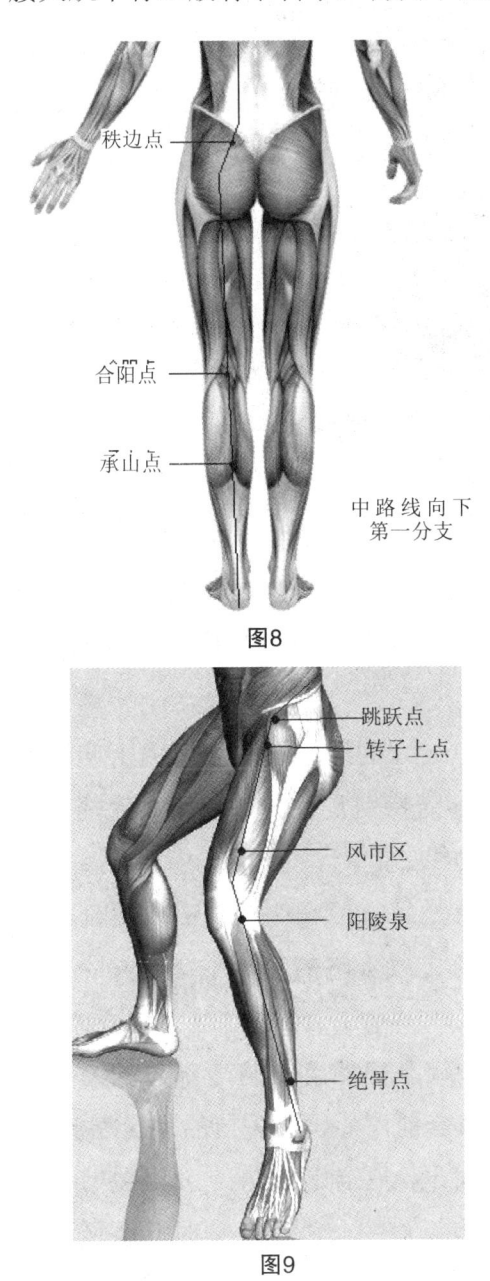

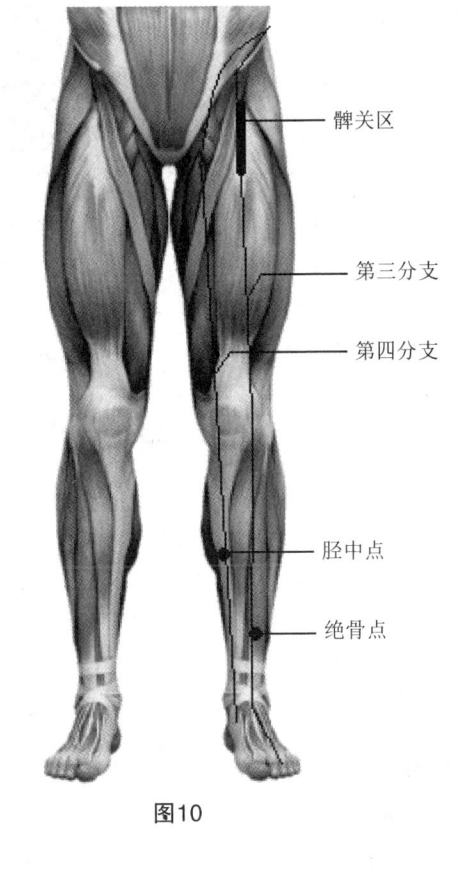

图8

图9

图10

在人体背部还有两条左右交叉的筋，由肩胛斜向对侧腰部，其交叉点就是脊柱第十一胸椎棘突下督脉的脊中穴（图11）。

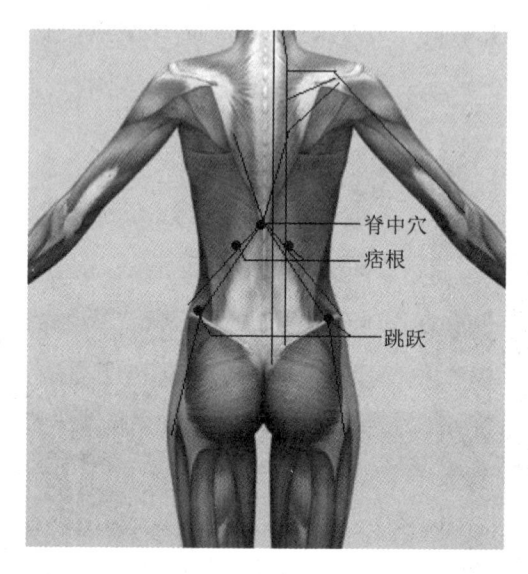

图11

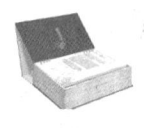

循筋拨点疗法中的常用筋结点

（1）太阳筋（图2）：太阳穴上方一寸的地方，是一条由上向下的条索状的筋，平时很少显现，当头部疼痛特别是头部外侧一线疼痛时常常可以触摸到这条筋，此处是头部外侧线的起点。

（2）风池上（图3）：这个部位就是斜方肌在头枕部的依附部位，笔者称之为风池上。此部位是人体原真之气下输的第一个重要关隘，是治疗头部疾病的一个要穴。

（3）乳突下（图8）：这个部位胸锁乳突肌乳突附着部位的前沿，此部位可以治疗头晕，亦可治疗肩关节旋前疼痛，腕关节的外旋疼痛。

（4）锁骨下点（图8）：此点不固定，在锁骨下方，胸锁关节外一寸左右的位置，可以偏外。平时无痛点，肩关节外展疼痛时此区域多可

第4讲 针推篇
循筋拨点疗法在伤科临床上的运用

以触摸到压痛点，此区域的压痛点可以治疗肩关节的外展疼痛及腕关节的外旋疼痛。

（5）天牖点（图4）：此点在颈椎二、三横突部位，可以治疗上肢外侧的疼痛麻木，亦可治疗上肢上举受限。

（6）肩髃点（图7）：在肩髃穴部位，可以治疗上肢外正中线的麻木和肘关节的挛缩。

（7）岗下区域（图12）：肩胛冈的下方，常常可以触摸到横向的条索状筋结，此区域的筋结不固定，可以治疗上肢后侧的疼痛和麻木，亦可以治疗肘部的疼痛，腕关节前旋疼痛。

（8）肩贞点（图5）：在肩贞穴区域，可以治疗上肢后侧的疼痛和麻木，亦可以治疗肘部的疼痛，腕关节前旋疼痛。

（9）肩胛间区（图12）：位于两肩胛骨之间，肩胛骨内侧的区域，心悸胸闷时此区域会僵紧，亦会有压痛点，但压痛点不固定，此区域可以治疗胸闷心悸、咳喘等。

（10）痞根点（图12）：位于胸腰部交界的位置，其在第一腰椎棘突下，左右旁开3.5寸处。此处是人体原真之气下输的第二个重要关隘，是治疗腰腿疼痛的一个重要的治疗点。

（11）跳跃点（图12）：部位在髂脊最高点下缘略二横指的位置，是治疗下肢外侧一线疼痛的主要治疗点。

（12）秩边点（图9）：位置在平第四骶后孔，骶骨的边缘，此点需要向骨盆内上方用力方可寻到，是治疗下肢后侧一线疼痛的主要治疗点。

（13）转子上点（图10）：在股骨大转子上方一寸左右，可以治疗下肢外侧一线疼痛。

（14）风市点（图10）：风市穴部位，治疗下肢外侧麻木疼痛。

（15）阳陵泉点（图10）：阳陵泉穴部位，治疗小腿外侧和足背的麻木疼痛。

（16）丘墟点（图10）：丘墟穴部位，治疗踝关节外侧疼痛和膝关节外侧的疼痛。

（17）髀关点（图11）：在髀关穴部位，可以治疗下肢前正中一线疼痛。

（18）裆筋（图11）：大腿内侧根部，治疗下肢内侧疼痛。

（19）阴陵泉点（图11）：阴陵泉穴部位，治疗小腿及内踝的疼痛。

（20）合阳点（图9）：合阳穴部位，治疗腰部疼痛和小腿后侧的麻木疼痛。

（21）承山点（图9）：承山穴部位，治疗小腿后侧的拘急性疼痛。

（22）绝骨点（图10）：绝骨穴（悬钟穴）部位，可以治疗腰部的拘急性疼痛。

（23）内踝点（图11）：内踝尖前沿一寸，治疗膝关节内侧疼痛。

以上治疗点平时无筋结点，只有身体有病变反映的情况下才会出现，临床只有明显地触摸到筋结点，这些点才会达到明显的治疗作用。其原理就是通过拨按这些部位，放松筋结点的同时为原真之气的运行打通了道路。

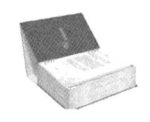

循筋拨点疗法在伤科临床中的运用

1. 头痛头晕

在临床中头痛头晕的患者非常多，骨伤的颈椎病中有很多患者就表现为头痛头晕。在治疗过程中我发现一个非常重要的部位，弹拨后头痛、头晕多会立即缓解，这个部位就是斜方肌在头枕部的依附部位，笔者称之为风池上。而临床中笔者发现头部疾病在这个部位都有显著的压痛点，而其头部疼痛的部位不一，其在头枕部的压痛点亦有所偏差，而且常常在局部可触摸到一条细小的线状的筋，头痛部位不一则这根筋或者疼痛点亦有所变化。治疗就是弹拨这根细小的筋或者针刺这个部位，症状典型者绝大部分可收到立竿见影的效果。头痛偏于颞部近耳一线的疼痛点或者筋偏于斜方肌起点的外沿，头正中疼痛则这个疼痛点居于斜方肌起点的内侧部位。头正中偏外侧一线的疼痛则这个疼痛点或者可以触摸的筋就居于斜方肌起点的正中部位。这三条线笔者临床中将其定为内侧线、中路线和外侧线三线。其内侧线区域疼痛我临床配合睛明穴区域点按；中路线区域疼痛我配合点按框上孔；外侧线我配合太阳筋点按。

2. 颈椎病

神经根型颈椎病是颈部疼痛伴随上肢的疼痛或者麻木为主的一类，在颈部和上肢区域我临床发现其分布有三个主要的线路。

第一条线路是颈部疼痛，以后侧与肩胛区域为主，上肢主要表现在肩部后侧、上肢的后外侧至手的小指一线疼痛或者麻木，这类患者临床多见，其双臂前伸如骑车的姿势或者上肢上举则上肢后侧一线疼痛或者麻木比较明显，而上肢自然下垂时症状减轻。治疗此类我主要处理颈部后侧和肩胛区域，重点在肩胛冈下区域寻找压痛点进行拨按。此类患者肩贞穴区域常常有明显的筋结点。对肩胛冈下区域和肩贞穴区域进行拨按，患者症状多可很快消失。肩胛冈下区域和肩贞穴区域亦可治疗前臂旋前时肘关节的疼痛和腕关节的疼痛。

第二条线路是颈部横突，肩井、肩髃至上肢外侧正中至示指、中指、环指一线，此类患者颈部症状常常不典型，大多表现为上肢疼痛或者麻木胀痛，手臂下垂时疼痛或麻木加重，而上举于臂麻木或疼痛反而减轻或者消失。此类患者多在颈椎第二、三横突部位可以触摸到筋结，予进行拨按，症状多可立即缓解。有部分患者表现为上肢不能主动上举，被动上举正常，亦在颈椎第二、三横突部位常常可以触摸到筋结，予进行拨按，大多患者当即可上举上肢。

第三条线路患者主要以颈部胸锁乳突肌疼痛为主，上肢前外侧至手拇指、示指一线疼痛或者麻木，亦是上肢下垂时疼痛或麻木加重。此类患者上举上肢麻木症状多不能缓解。此类患者在颈部胸锁乳突肌前沿，乳突下方常常可以触摸到明显筋结，这个部位的筋结我定名为乳突下。有部分患者在锁骨下沿可以触摸到筋结。此类患者我亦重点处理这两个部位。乳突下和锁骨下沿亦可以治疗肩关节外展和前旋的疼痛及腕关节的旋前疼痛。

交感神经型颈椎病，临床以心悸胸闷为主的患者，常常表现为背部肩胛区发紧，有的表现为这个区域怕冷，此类患者在此区域常常可以触摸到筋结，予筋结拨按其心悸胸闷症状多可立即缓解。

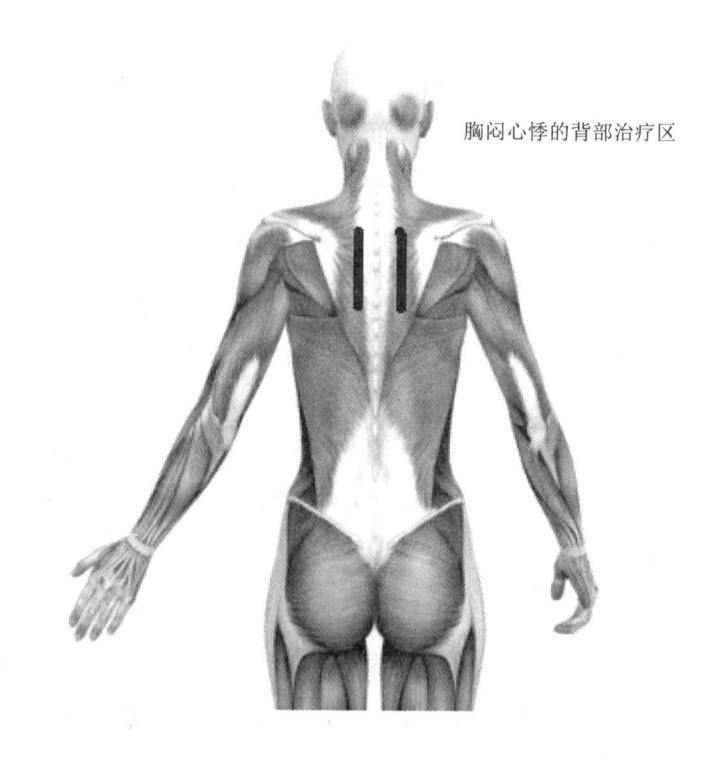

胸闷心悸的背部治疗区

3. 腰腿疼痛

腰部疼痛中常常有一部分患者表现为腰骶部胀痛，久坐或劳累后胀痛加重，休息后减轻。此类患者常常在胸腰结合部痞根穴区域触摸到硬性筋结，当将这个筋结拨软散开后患者的腰骶部胀痛消失。髂腰肌的损

第4讲　针推篇
循筋拨点疗法在伤科临床上的运用

伤在痞根部位亦大多可有筋结，予以痞根揉按松解，髂腰肌的疼痛亦会得到立即缓解。

在腰腿疼痛的患者中，其下肢的疼痛常常分为四个区域，这四个区域分别是前、后、内、外四条线，其前线疼痛者常常在髀关穴区域会触摸到筋结，予以拨按后下肢前侧的疼痛常常会得到立即的缓解。其下肢外侧线疼痛的常常在跳跃点、大转子上区域、阳陵泉等部位有筋结点，予以拨按松解后下肢外侧一线的疼痛常常会立即缓解。下肢后侧线的疼痛常常在秩边穴、合阳穴部位触摸到筋结，予拨按松解后下肢后线的疼痛多会立即缓解。下肢内侧线的疼痛常常可以在大腿根部有压痛点，阴陵泉部位有筋结点，予拨按后内侧线的疼痛会得到立即的缓解。

踝关节的扭伤，特别是陈旧性的扭伤，拨按对应的筋结，其疼痛会立即缓解。其中内踝的扭伤，常常会在阴陵泉部位有压痛，予此处拨按有促进内踝修复的作用。足背的扭伤常常在髀关穴处会触摸到筋结，予此处拨按有促进足背扭伤的修复作用。外踝关节的扭伤常常在股骨大转子上方或者跳跃穴部位有明显的筋结，予此处拨按有促进外踝扭伤的修复作用。

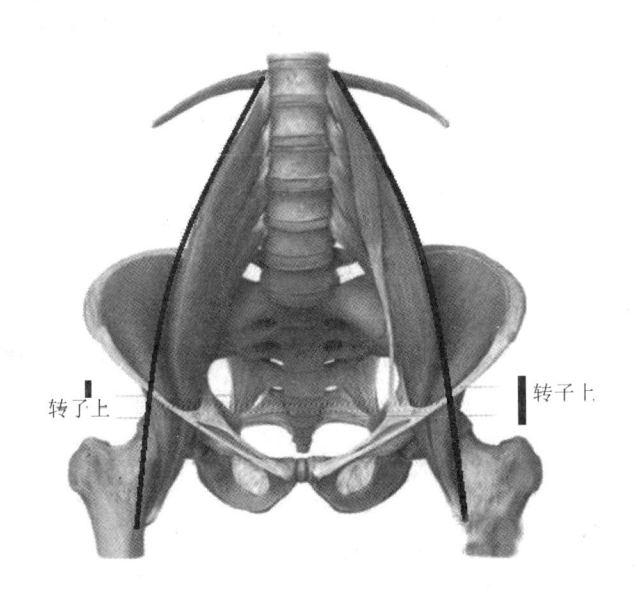

[王家祥]

皮内针治疗咽部不适之我见

皮内针又称"埋针"，是用30号或32号不锈钢丝制成的图钉形和麦粒形的两种针具。它是古代针刺留针方法的发展。具体来说，它是将针具刺入皮内，固定后留置一定时间，利用其持续刺激作用来治疗疾病的一种方法。本法可以给穴位以持续刺激，减少反复针刺的麻烦，患者还可以自己手压埋针以加强刺激。

近段时间，以咽痒、咳嗽、声嘶、咽部异物感等为主诉的咽部不适患者很多。选择其中的适宜患者，应用皮内针治疗，效果不错。

一位老师说过，我们基层医师最主要的本事，就是要在众多的患者中，选择出适合自己治疗的患者。我很赞同这个说法和做法。所以，就本话题而言，首先要选择适宜的咽部不适的患者，来进行皮内针治疗。

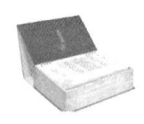

笔者选择患者的标准

（1）急性发作，以咽痒为主证的患者。（痒得越厉害，效果越好）
（2）急性发作，以剧烈干咳为主证的患者。
（3）超过7天的声嘶患者。
（4）咽部有异物感的慢性患者。

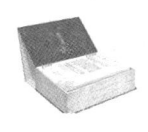

具体的操作方法

（1）针刺部位：天突穴到廉泉穴之间的部位。
（2）针刺方向：向上，针尖对准患处；以胶纸固定。
（3）留针时间：24～72小时。
（4）疗程：急性病不设置疗程，1～2次即可。慢性病可以设置3次、5次或者7次为1个疗程。

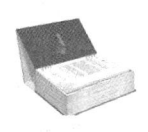

使用技巧

（1）把浮针的扫散应用于皮内针，胶纸固定后，把手指轻轻放在上面，做扫散动作。
（2）把动针法应用于皮内针，边扫散，边让患者做吞咽动作、咳嗽或清嗓子。
（3）把八字治疗法的治疗原理应用于皮内针，我把颈部看成是一个本体，在后颈部，找到对应的点，用另外一只手的手指以杵针的手法配合。

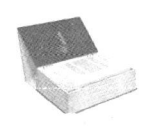

疗效评价

经过上述处理，急性症状如咽痒、剧烈干咳，即刻便可缓解。慢性症状多在留针期间改善。

当然要以效为师。如果按照以上方法手到病除（或减轻），那就证明你操作正确。否则就要重新去找原因，再思考，再动手。

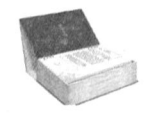

操作细节

（1）治疗前找点：治疗点的选择，可以有很多办法。《黄帝内经》提出：以揣定穴。最简单的是用手去揣——轻轻地去摸，以若有若无的力量去摸，体会这个位置有没有很特别的点，有即为进针点。也可以用眼睛看。不管何法，都没有什么神奇之处，熟能生巧而已。多摸，多看，慢慢地就有经验。但有的老师使用听的办法去找穴位的，就有难度了。

（2）进针：找好点后，进针。进针最基本的要求是无痛。如果疼痛，就重新操作。

（3）胶纸固定

（4）后颈部找辅助治疗的点：一只手指头压住皮内针，另外一只手的指头顶住后颈对应的那个点，轻轻地转圈扫散。边做，边吩咐患者配合操作。

（5）施术完毕：患者带针回家，留针24小时或者48小时。门诊随访，即可。

［胡天静（海天）］

临证随笔五则

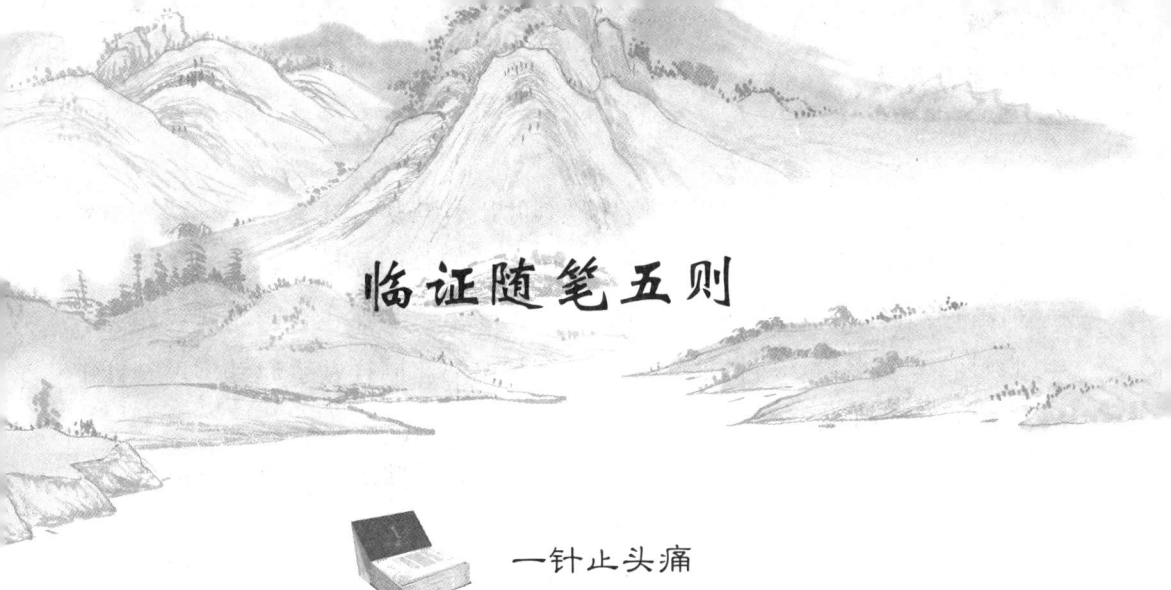

一针止头痛

内弟龙熙，前几天跑来跟我说："姐夫，我是不是脑子出了什么问题啊？头痛得半死！"我检查发现他的颈椎有错位的问题存在，本可手法复正解决，但想起刚刚看到的《一针疗法》中治疗后头痛的方法，就想验证一下针灸的功效，矫正的事可以等下做。

确认是后头风池穴附近的紧、痛、酸、麻等感觉，于是一针束骨穴，手起针落。近3分钟时问他："头还痛不？"

他说："好了！"

"真好了吗？"

"是真好了！"

哈哈，这就是中医！这就是针灸！神奇的时候让你不知道如何形容！

后随访，头痛未复。

附记：巅顶痛—太冲；前额痛—中脘；偏头痛—侠溪、膏肓；后头痛—束骨；眉棱骨痛—解溪或昆仑。

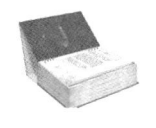

咳喘穴

本人是一根"烟枪"，每天大约吸2包，几十年的烟龄，所以经常会有咽喉不适或咳痰的情况出现，特别是秋天。昨天上午起床之后，觉得喉咙有点不适，必须咳嗽，咳到吐出一些痰，才会舒服一些。虽然知道，咳嗽是身体的抗邪机制在起作用，但是明显地已经影响了正常生活，特别是作为医生的我，如果自己也咳嗽，显然也会影响自己在患者心目之中的形象，所以就先缓解一下再说吧。同样是手起针落，一针下去，稍作行针，即将针起出。

过了几分钟，自己感觉一下，虽然还有一些咳嗽，但是已经没有不适的感觉。什么穴位？咳喘穴是也！位于掌侧示指与中指的交叉处。此穴我已经用了好几次，次次起效，所以拿出来和大家一起共享。

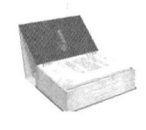

顽固的错位

黄某，女，67岁，体型偏瘦，食量较少，经常头晕，低头时有一个角度会引起双手麻痹，每天上午起床后，必须手扶床边十几分钟，才敢走出去，否则担心会跌倒，血压没有测量。曾于泉州市区的两家公立医院治疗，没有明显的效果。因为是邻居，让本人试试。

这是典型的颈椎病症状。由于本人整脊专业，多头晕、头痛、胸口痛、颈椎痛、肩甲痛等症状出现时，我会首先考虑是否有颈椎病的颈椎错位所引起的脑供血不足问题的存在。经查确认后，治疗比较简单。由于患者很瘦，颈椎序列清晰可见，轻轻的正骨手法，就可把错位的部分矫正，随即让患者再试一下双手的体位性麻木是否减轻，患者当即表示已经有所缓解，接下来几天都很好。但是，过了几天之后，颈椎的错位又再次出现，症状复发。分析其原因，患者年事已高，诸筋松弛，颈椎附近的筋束也不例外。于是再次手法矫正，同时开出舒筋活络、通络强筋骨的处方，给予配合治疗，同时给予针灸。

患者前后经过了四五次的矫正手法，历时2个多月的时间，终于没有再复发。

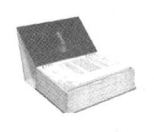

腹部按摩须注意方向

陈某，男，50余岁，大便秘结，时有腹胀，不愿意服用中药，问我有何妙法。

告之：每天顺时针按摩腹部200次以上，并示范给他看。谁知还是弄错了方向，按摩之后，腹部水鸣声不断，于是不敢再做。第二天，按顺时针方向按摩，不再出现肠鸣声，随着按摩的结束，腹胀大减。

中医之神奇，往往一个细节，就决定了疗效的好坏与有无，不可大意。

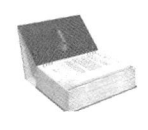

腰椎后突

郑某，女，78岁。几个月前，不小心跌坐到地上，开始没太在意，后来慢慢地发展，本来硬朗的身板不行了，腰酸背痛，腿脚麻，麻木的位置在大腿的侧边和小腿外侧处，看了几位医生或因无良策，或因患者年龄大皆推辞不治，故经老患者介绍来我处。

检查发现患者脊柱在胸椎十二到腰椎二这一段向左侧弯，不过序列尚可，腰椎三向后突出，目测大概有0.6厘米。之前有遇到过比这种情况更严重的，都是没有办法矫正而告终，并且此患者年龄大，可能存在骨质疏松的情况，一不小心，矫正可能会引起脊柱骨折。跟患者言明治疗难度，仍坚持治疗，也只好一试。

先让患者躺下，给予背部肌肉的放松准备工作，在突出的位置做好记号，之后采取背法，患者因手臂疼痛而叫停。再让患者腹部垫上一条厚厚的被子，弓着腰躺上去，小心翼翼地用师父教的手法处理，还是不行；之后又采取让患者腰部压着按摩床的边缘，弓着腰半悬空着双脚，还是不行。于是又换了一个方法，使用牵引器牵引的同时，进行复位，没想到效果不错。弄好之后，还剩下大约0.2厘米的突出距离，但不敢再加大力度强求，于是让患者下地尝试走路和下蹲起立等动作，感受一下治疗效果。"哎，没了，没了没有麻木了，天啊！"患者大声地嚷嚷了几遍！嘴里连连说，神了神了！我虽然没有将突出部分完全复位，但是神经压迫的症状已经消失，看到老人高兴的样子，心里别提有多自豪了。

［彭文灿（彭氏医家）］

"鸳鸯剑"针刺法

古人云：说书看戏，无法考迹。然而，暂且不管故事真与假，看戏看门道，许多古代阵法兵法都是有道理的，甚至是很有道理的。比如，神雕侠侣故事里的小龙女与杨过对付金轮法王对斗对打的情节，很值得我们借鉴和运用。小龙女与杨过面对一个五大三粗、皮糙肉厚、卷毛胡子扎里找茬并且武功强大的金轮法王，运用常规的武打技术是很难制胜的，紧急关头，小龙女与杨过急中生智，运用九阴真经的奥秘之处，洞察玄机，研究出了一套鸳鸯剑战术，打败了气势汹汹不可一世的金轮法王。

不管故事是真是假，从电视连续剧画面上看出，小龙女与杨过面对金轮法王，两人各执一剑，互相配合，形成了一对巧妙的鸳鸯剑阵法，上下飞舞，左右腾挪，前后攻击，剑尖直指敌人要害之处，场面惊心动魄，一直打杀得昏天地暗，飞沙走石，好不过瘾！

我看来看去，稍微看出点门道，也就是双剑合璧，前后夹攻，左右对刺，上下齐攻，正好是阴阳对刺，这个剑法好奇妙啊。

我们古代针灸术里也有一个偶刺法，与鸳鸯剑法相似，前后偶刺，左右偶刺，上下偶刺，总之是阴经与阳经对刺，对于许多疑难杂症却有奇特的功效。

问题是，鸳鸯剑法是一男一女对刺对打，咱们扎针灸你不可能也用一男一女两个医生对刺扎针吧？那么，我们一个人怎么实现"鸳鸯剑"两根针的针刺法呢？在医疗实践中，我不断地思索推敲，忽然感悟到，两只手不正好是男性左为阳，右为阴吗？两手各持一针，正好形成了鸳鸯一对针刺法。但需要咱们会双手持针进针，幸亏我在部队苦练针灸手法时，练就了双手持针进针的功夫，用于临床治疗，就能达到鸳鸯剑针刺手法的目的。

怎样在人体上灵活地运用鸳鸯剑针刺法？这就需要把人体经络分为四个层次对待。

第一，肢体同侧合谷穴与后溪穴对刺，内关穴与外关穴对刺，少海穴与曲池穴对刺，肩髃穴与极泉穴对刺。下肢的梁丘穴与血海穴对刺，阴陵泉穴与阳陵泉穴对刺，地机穴与足三里穴对刺，三阴交穴与悬钟穴对刺，丘墟穴与照海穴对刺等。

第二，腹背部位的天突穴与大椎穴对刺，膻中穴与厥阴俞穴对刺，鸠尾穴与至阳穴对刺。

第三，身体左右怎样对刺？左右都与阴阳分不开，男性左为阳右为阴，女性右为阳左为阴，无论怎样双侧同时取穴对刺，都离不开阴阳对刺这个窍门。

第四，上下对刺怎样理解？百会穴与会阴穴对刺，百会穴与涌泉穴对刺，手井穴与足趾井穴对刺，双侧合谷穴与双侧太冲穴对刺，按照这个思路，以此类推，即使在特殊需要情况下，也不一定必须同性穴位对刺，上下稍微错开一点也可以，只要大方向合乎逻辑就可以。

有时候不好区别前后左右上下怎样对刺取穴怎么办？咱们就把全身划分为经纬度网格化，按照网格水平线交叉点取穴，就容易找到对刺的穴位了。在全国高级针灸进修班进修时，郭效宗教授就发明了全身经络网格划分的窍门和理论，运用起来得心应手。

【操作手法】手法熟练的，双手同时进针最好，如果手法不太熟练，就先扎进一侧穴位少许，再扎另一侧同性穴位少许后，再双手同时运针对刺也可以的。这样治疗效果就比一般的针刺法强胜很多，许多疑难杂症就此效如桴鼓于一刹那，冰消雪化于顷刻之间。

【案例】某年春季，一位男性患者，22岁，未婚，自诉阴囊潮湿漏汗严重，肚腹憋胀难受，手脚冰凉，浑身无力，性欲欠佳，到处求治罔效，感到很苦恼。

诊断：脉象沉滑无力，舌苔白腻汪水，舌苔之上略带一点淡黄，舌质淡胖有齿痕，肚腹膨膨胀满，右大腿面上一片麻木不仁，触摸少腹部位，无敏感收缩感，手脚冰凉。根据各方面症状，概括为腰软肚硬。应该属于寒湿内盛，阻遏清阳，水湿不得蒸腾挥发，化作汗液顺阴囊部位汗津津地排漏而出。

就是这样的症状，在别处治疗时，都认为是湿热下注，按照清湿热的逻辑治疗，结果治疗了2年多罔效，越治疗漏汗越严重，还有的按照肾阳虚治疗，越补肾壮阳越黏腻，令患者不知所措，经人介绍来到我的针灸所求治。

治疗：（1）对刺取穴，中脘穴与脊中穴对刺，章门穴对刺章门穴，关元穴对刺命门穴，中极穴对刺腰俞穴，伏兔穴对刺殷门穴，阴陵泉穴对刺阳陵泉穴，三阴交穴对刺悬钟穴，太白穴对刺京骨穴，督脉一线寸寸见针通天针刺法，百会穴对刺会阴穴，肩髃穴对刺环跳穴，后溪穴对刺昆仑穴。

（2）大腿面部麻木不仁处用三棱针点刺拔火罐放血法治疗20余次，麻木感消失殆尽。

（3）背部督脉经络与膀胱经经络推走罐后再加以拔火罐，每次都拔出大量水疱。

如此循环间接治疗约7个月余，患者各方面都大有改善，唯恐再次复发，每隔15～20天再来扫尾治疗以巩固疗效。

【思考提示】这个患者也是自幼酷爱寒凉，穿着薄俏，喜爱冷饮，寒湿过度伤及脾胃，寒湿过量积聚于小腹部位腹膜内形成罗布泊湖一样的情形，用温肾壮阳的滋补法形成了闭门留寇，寒湿不得外出排泄，导致肚腹胀满。误用清利湿热法，导致寒湿的湖面上再加上一层寒霜，如果继续误治，患者就快变成腹水，后果不堪设想。

本案例，笔者采取对刺的鸳鸯剑针刺法平衡经络阴阳，平衡脏腑阴阳，就好比农民用农机具耕田一样，一垅一垅地，一行一行地把土地耕通耙平，既抗旱又防涝。用中医老前辈的话说就是：阴平阳秘，精神乃治，阴阳离决，精气乃绝。不按照大自然的规律实行法则治疗原则，等

217

待的就是越治疗越乱套。我们的中医同行同道们，共同努力共勉吧！

【特别提示】鸳鸯剑针刺法与古代的偶刺法极其相似，与我以前写的双箭齐发针刺法有别，双箭齐发针刺法是两根针捏在一起针刺一个穴位。又与单针深刺透穴法截然不同，单针深刺透穴法是指用一根针从一个穴位刺入，分别透刺一个或者几个穴位，如合谷透劳宫，合谷透后溪，外关透内关，阳陵泉透阴陵泉等。

鸳鸯剑针刺法必须是双穴同时对刺，这是本质的区别。

［毛振玉（蓝蓝天毛振玉）］